栄養科学シリーズ

NEXT

Nutrition, Exercise, Rest

新・栄養学総論

友竹浩之・桑波田雅士／編

第2版

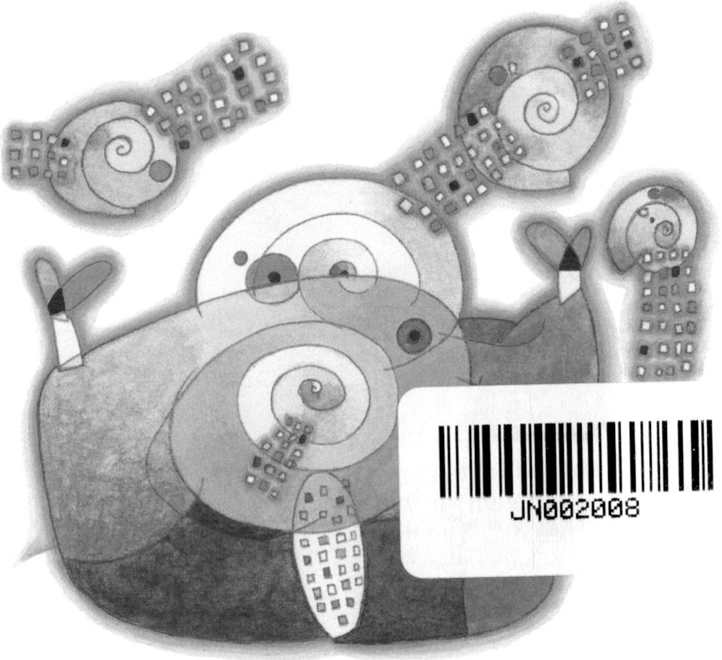

講談社

シリーズ総編集

木戸　康博　京都府立大学 名誉教授

宮本　賢一　龍谷大学農学部食品栄養学科 教授

シリーズ編集委員

河田　光博　京都府立医科大学 名誉教授

桑波田雅士　京都府立大学大学院生命環境科学研究科 教授

郡　　俊之　甲南女子大学医療栄養学部医療栄養学科 教授

塚原　丘美　名古屋学芸大学管理栄養学部管理栄養学科 教授

渡邊　浩幸　高知県立大学健康栄養学部健康栄養学科 教授

編者・執筆者一覧

貝原奈緒子　人間総合科学大学人間科学部健康栄養学科 講師(2.1，2.2)

金子　一郎　兵庫県立大学環境人間学部食環境栄養課程 准教授(7)

桑波田雅士＊　京都府立大学大学院生命環境科学研究科 教授(4)

重村　泰毅　東京家政大学栄養学部／短期大学部栄養科 准教授(2.3)

髙橋　律子　昭和学院短期大学ヘルスケア栄養学科 教授(5)

友竹　浩之＊　飯田短期大学生活科学学科 教授(1)

古屋　美知　高知学園大学健康科学部管理栄養学科 准教授(8)

増田　真志　徳島大学大学院医歯薬学研究部臨床食管理学分野 講師(6)

宮田　富弘　川崎医療福祉大学医療技術学部臨床栄養学科 教授(3)

安澤　俊紀　滋賀県立大学人間文化学部生活栄養学科 講師(9)

(五十音順，＊印は編者，かっこ内は担当章・節)

第2版 まえがき

本書の初版は，2016年に刊行し，このたび2020年4月から使用する「日本人の食事摂取基準（2020年版）」に準拠して第2版に改訂しました．

「高校の授業で栄養のことを勉強して，興味をもったので，栄養士になりたいと思いました．」これは，高校生が栄養士を目指すようになったきっかけとして比較的多いものかもしれません．しかしながら，入学してから使う栄養学のテキストには，専門的な言葉が多く並び，「思っていたより難しい」と感じている学生も少なくないはずです．

たとえば，栄養学を学びはじめて間もない学生にとって，「代謝」という言葉はすぐには理解しにくいようです．「代謝」とは「体内でさまざまな物質を変化させる化学反応」と説明できますが，それぞれの栄養素が全体としてどのような特徴をもち，個々にどのように「消化」「吸収」「代謝」されていくのかを確認していくことが大事だと思います．

本書は，食品と栄養素を切り離さない内容とし，栄養士を目指す学生が，栄養学への興味をさらに深められる構成にしています．各栄養素の説明の後には，1日に摂取すべき量と多く含む食品（常用量あたり，100 gあたり）*を記載しています．

コンビニエンスストアやスーパーでは，いろいろな種類の調理済み食品が手に入るようになりました．忙しくて生鮮食品を調理できない生活の中でも選択の幅が広がっています．また，食品表示法の施行により，栄養素の表示をより多く目にすることになりました．本書で学んだ学生が，栄養素とそのはたらきについて正しい知識を身につけ，食生活改善のための即戦力として活躍してくれることを願っています．

最後に，本書出版の機会と労をとっていただいた（株）講談社サイエンティフィク神尾朋美氏に深く御礼申し上げます．

2020年2月

編者　友竹　浩之
桑波田雅士

＊　本書では4刷から「日本食品標準成分表2020年版（八訂）」の値に修正した．

栄養科学シリーズNEXT 新期刊行にあたって

「栄養科学シリーズNEXT」は，“栄養Nutrition・運動Exercise・休養Rest”を柱に，1998年から刊行を開始したテキストシリーズです．2002年の管理栄養士・栄養士の新カリキュラムに対応し，新しい科目にも対応すべく，書目の充実を図ってきました．新カリキュラムの教育目標を達成するための内容を盛り込み，他の専門家と協同してあらゆる場面で健康を担う食生活・栄養の専門職の養成を目指す内容となっています．一方，2009年，特定非営利活動法人日本栄養改善学会により，管理栄養士が備えるべき能力に関して「管理栄養士養成課程におけるモデルコアカリキュラム」が策定されました．本シリーズではこれにも準拠するべく改訂を重ねています．

この度，NEXT草創期のシリーズ総編集である中坊幸弘先生，山本茂先生，およびシリーズ編集委員である海老原清先生，加藤秀夫先生，小松龍史先生，武田英二先生，辻英明先生の意思を引き継いだ新体制により，時代のニーズと栄養学の本質を礎にして，改めて，次のような編集方針でシリーズを刊行していくこととしました．

・各巻ごとの内容は，シリーズ全体を通してバランスを取るように心がける
・記述は単なる事実の羅列にとどまることなく，ストーリー性をもたせ，学問分野の流れを重視して，理解しやすくする
・レベルを落とすことなく，できるだけ平易にわかりやすく記述する
・図表はできるだけオリジナルなものを用い，視覚からの内容把握を重視する
・4色フルカラー化で，より学生にわかりやすい紙面を提供する
・管理栄養士国家試験出題基準(ガイドライン)にも考慮した内容とする
・管理栄養士，栄養士のそれぞれの在り方を考え，各書目の充実を図る

栄養学の進歩は著しく，管理栄養士，栄養士の活躍の場所も益々グローバル化すると予想されます．最新の栄養学の専門知識に加え，管理栄養士資格の国際基準化，他職種の理解と連携など，新しい側面で栄養学を理解することが必要です．本書で学ばれた学生達が，新しい時代を担う管理栄養士，栄養士として活躍されることを願っています．

シリーズ総編集　木戸　康博
宮本　賢一

新・栄養学総論 第2版 —— 目次

1. 栄養の概念

1.1 栄養と健康，疾患

A. 栄養とは

生物が食物を摂取して成長し，身体の活動を維持する営みを**栄養**といい，栄養の源になる物質を**栄養素**という．

食べる目的の1つは，身体の発育や健康を維持するために必要な栄養素を体内に取り入れることである（**消化**，**吸収**）．私たちの身体は摂取した食物に含まれる栄養成分によって作られている．このとき，栄養成分（栄養素）から体内でエネルギーを作ったり，栄養素を身体成分に作り換えることを**代謝**という（図1.1）．代謝には分解（異化），合成（同化）がある．

B. 食物摂取と健康の維持・増進（栄養素の欠乏症・過剰症）

PEM：protein energy malnutrition

EAR：estimated average requirement

RDA：recommended dietary allowance

AI：adequate intake

UL：tolerable upper intake level

エネルギーや栄養素の欠乏症は数多く存在する．通常，食事摂取量が足りなくなると，体に蓄えているグリコーゲンや脂肪，タンパク質を分解してエネルギーを作り出す．このとき，体重は減少し，さらにエネルギー，タンパク質摂取量が不足し続けると飢餓状態となる（**マラスムス**，図1.2）．また，タンパク質の摂取量だけが不足すると，浮腫や腹水がみられ，貧血が多発する（**クワシオルコル**，図1.2）．これらをあわせて**タンパク質・エネルギー栄養障害**（PEM）という．

ビタミンやミネラルの欠乏症では，それぞれに特有の欠乏症状が出る（6章，7章参照）．

厚生労働省が5年ごとに公表する「日本人の食事摂取基準」では，栄養素の欠乏を防ぐ目的で「推定平均必要量（EAR）」，「推奨量（RDA）」，「目安量（AI）」，栄養素の過剰を防ぐ目的で「耐容上限量（UL）」，生活習慣病の一次予防を目的として，「目

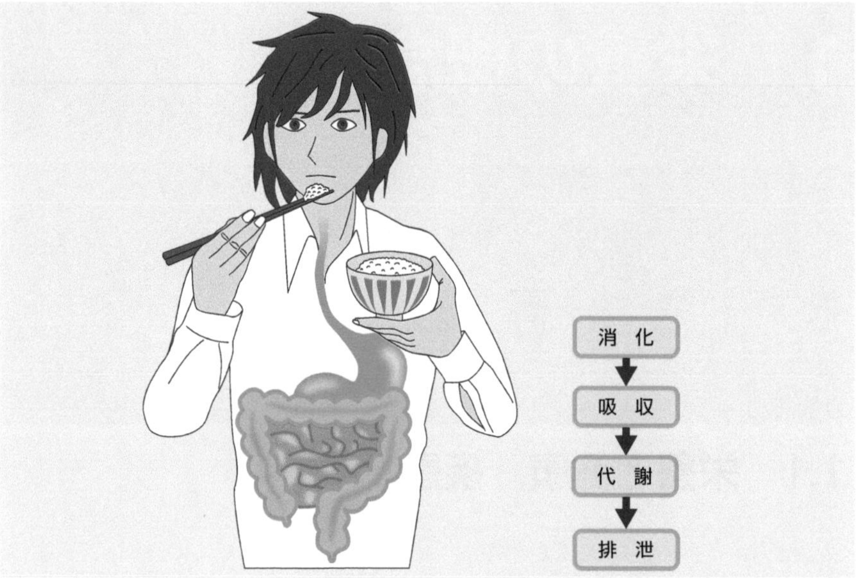

図 1.1　食物と身体
食事として摂取した食物がどのように消化，吸収，代謝，排泄されるのか，それぞれの栄養素の行方を追う．

標量（DG）」が設定されている．目標量のうち，摂取増加が望まれる栄養素はカリウム（高血圧症の予防・改善），食物繊維（糖尿病，高血圧症，脂質異常症の予防・改善）である．カリウムや食物繊維を多く含む食品を図 1.3 に示す．

DG：tentative dietary goal for preventing life-style related diseases

エネルギーの摂り過ぎは言うまでもなく，肥満につながるが，ビタミンやミネラルの過剰摂取では，それぞれに特有の症状が出る．**ナトリウム**（**食塩**）は，食事摂取基準（2020年版）において，高血圧症の予防・改善の観点から「目標量」が設定されており（食塩相当量で，15歳以上男性7.5 g/日未満，女性6.5 g/日未満），摂

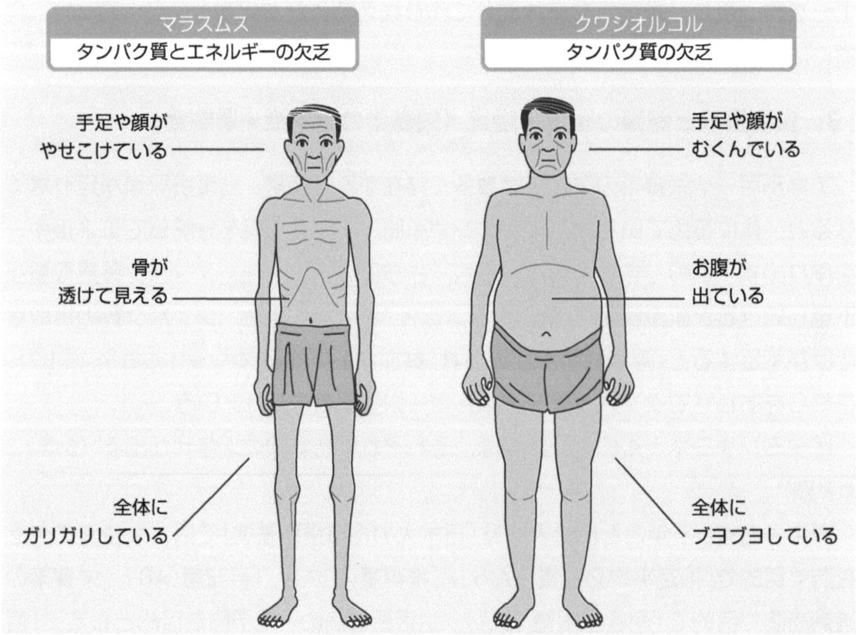

図 1.2　栄養欠乏症

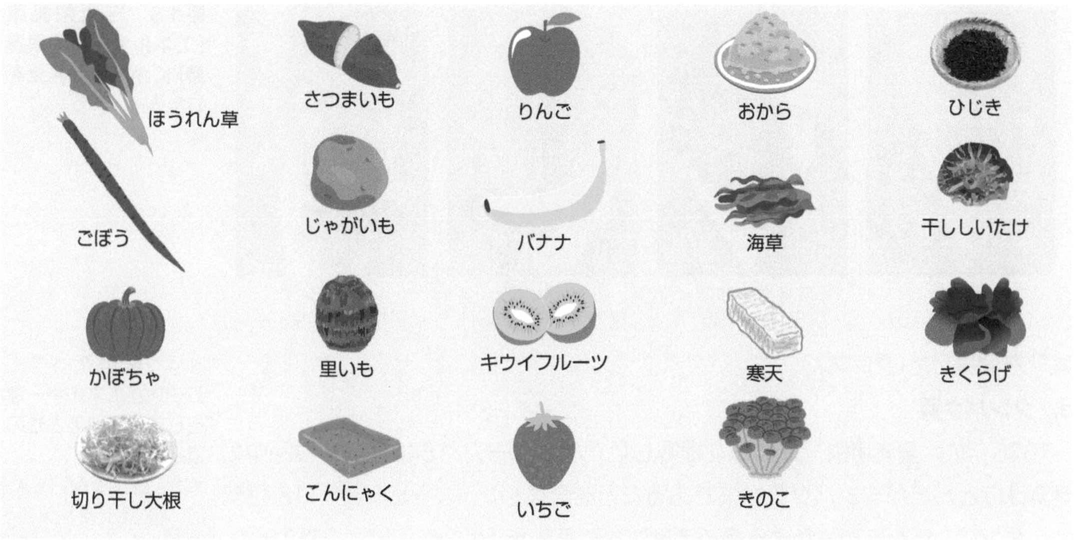

図 1.3　カリウムや食物繊維を多く含む食品

取量を少なくすることが望まれている（高血圧および慢性腎臓病（CKD）の重症化予防のための食塩相当量は，男女とも6.0g/日未満とされている）．

C. 栄養学の歴史

栄養学における重要な発見をエネルギー，栄養素別に示す．

a. エネルギー

1785年に，物質の燃焼が，空気中の酸素による酸化分解であることを証明した（ラボアジェ）．1883年に，1gあたりの消費熱量を糖質[*1]4.1，タンパク質4.1，脂質9.3kcalと定めた（ルブナー）．1895年に，**アトウォーター係数**[*2]（糖質4，タンパク質4，脂質9kcal）を定めた（アトウォーター）．

＊1　糖質＋食物繊維を炭水化物という．

＊2　アトウォーター係数：たとえば，砂糖小さじ1（3g）は3g × 4kcal ＝ 12kcal，植物油小さじ1（4g）は4g × 9kcal ＝ 36kcalとして計算する．

b. 三大栄養素（エネルギー産生栄養素）

1827年に，牛乳から三大栄養素（糖質，タンパク質，脂質）を分離した（プラウト）．

c. 糖質

1873年に，肝臓・筋肉**グリコーゲン**[*3]の存在を明らかにした（ベルナール）．1930年に，**解糖系**[*4]を発見した（マイヤーホフ）．1938年に，**クエン酸（TCA）回**

＊3　グリコーゲン：グルコース（ブドウ糖）が体内に過剰にある場合に，肝臓や筋肉に蓄えるために作られる物質．グルコースから合成される．

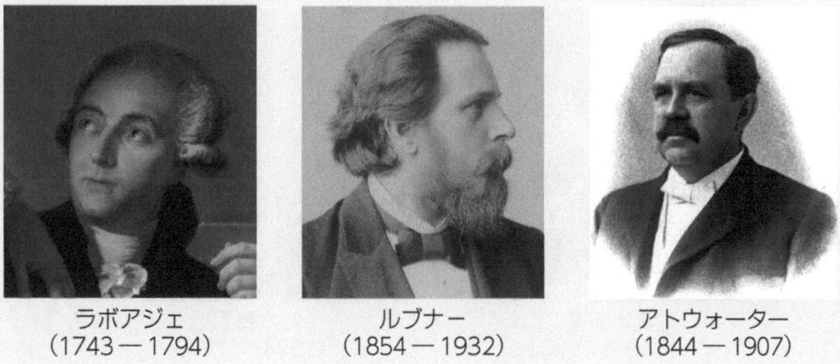

図 1.4　エネルギーにかかわる発見をした人々

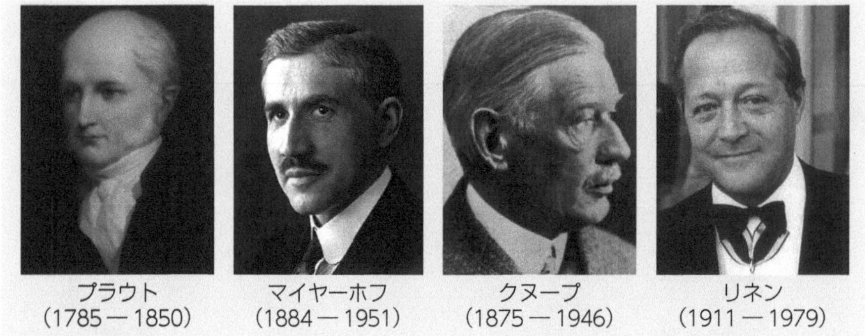

図 1.5　三大栄養素（エネルギー産生栄養素）にかかわる発見をした人々

路[*5]を発見した（クレブス）.

d. タンパク質

1836年に，**窒素平衡**[*6]の概念を提唱した（ブサンゴー）．1840年に，食品中の窒素はほとんどがタンパク質由来であることを発見した（リービッヒ）．1883年に，タンパク質を硫酸分解する窒素定量法を発見した（ケルダール）．1932年に，**尿素回路（オルニチン回路）**[*7]を発見した（クレブス）．1936年に，トレオニン（スレオニンともいう）を発見し，**不可欠アミノ酸（必須アミノ酸）**[*8] 8種類の必要量を提案した（ローズ）.

e. 脂質

1814年に，脂肪は脂肪酸とグリセロールからなることを明らかにした（シェブルール）．1904年に，脂肪酸の**β酸化**[*9]を発見した（クヌープ）．1929年に，リノール酸とα-リノレン酸は必須脂肪酸であることを明らかにした（バー夫妻）．1932年に，コレステロールの化学構造を決定した（ウィンダウス）．1952年に，**アセチルCoA**[*10]を発見した（リネン）.

f. ビタミン

(1)ビタミンB_1

1882年に，食事改善により**脚気**《かっけ》[*11]を予防できることを明らかにした（高《たか》木《き》兼《かね》寛《ひろ》）．1910年に，抗脚気成分のオリザニンを米ぬかから発見した（鈴木梅太郎）．1911年に，米ぬかで脚気が治る成分を精製し，ビタミンと命名した（フンク）.

(2)ビタミンC

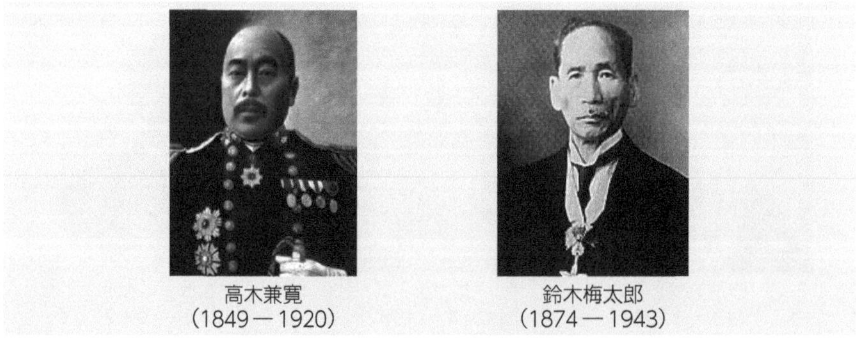

図 1.6　ビタミンB_1にかかわる発見をした人々

＊4　解糖系：グルコースがエネルギー源として使われるときの最初の反応.

＊5　クエン酸（TCA）回路：tricarboxylic acid. グルコースや脂肪酸がエネルギー源として使われるときのおもな反応．クレブス回路ともいう.

＊6　窒素平衡：食事タンパク質由来の窒素と尿や便から排泄される窒素の量が等しい状態.

＊7　尿素回路：肝臓でアンモニアを尿素に変換する反応.

＊8　不可欠アミノ酸（必須アミノ酸）：タンパク質の合成に利用される 20 種類のアミノ酸のうち，体内で合成することができないアミノ酸.

＊9　β酸化：脂肪がエネルギー源として使われるときの反応の1つ.

＊10　アセチル CoA：グルコースや脂肪酸がエネルギー源として使われるときの主要な中間物質．

＊11　脚気：ビタミン B_1 が不足して起こる病気で，全身の倦怠感，食欲不振，足のむくみやしびれなどの神経症状があらわれる．

＊12　壊血病：コラーゲン生成が低下して血管が弱くなり，出血を起こしやすくなる．

1747年に，レモンとオレンジに**壊血病**＊12を防ぐ効果があることを証明した（リンド）．

g．ミネラル

(1)カルシウム，リン

1748年に，骨の主成分はリン酸カルシウムであることを明らかにした（ガーン）．

(2)鉄

1838年に，血液中の鉄は組織での呼吸に関連することを明らかにした（ベルツェリウス）．

(3)銅

1925年に，貧血の改善には銅が必要であることを明らかにした（ハート）．

(4)亜鉛

1966年に，亜鉛欠乏により味覚異常や食欲減退が起こることを明らかにした（プラサド）．

1.2　摂取した栄養素の体内でのはたらき

A．栄養素の種類と生体内での役割

食品に含まれる栄養素は，①糖質，②タンパク質，③脂質，④ビタミン，⑤ミネラルの5つに分けられ，これらを**五大栄養素**という．五大栄養素以外に水や食物繊維も体にとって重要なはたらきをしている．また，①糖質，②タンパク質，③脂質は体内でエネルギーを作り出すことができるため，**エネルギー産生栄養素**（**三大栄養素**）といわれる（図1.7）．エネルギー産生栄養素のうち，エネルギー源として重要なのは糖質と脂質であるが，糖質のほうが体内で利用しやすい．一方，タンパク質はおもに身体の構成成分（筋肉や血液中のタンパク質など）になる．車に例えると，糖質と脂質はガソリンで，タンパク質はボディである（図1.8）．

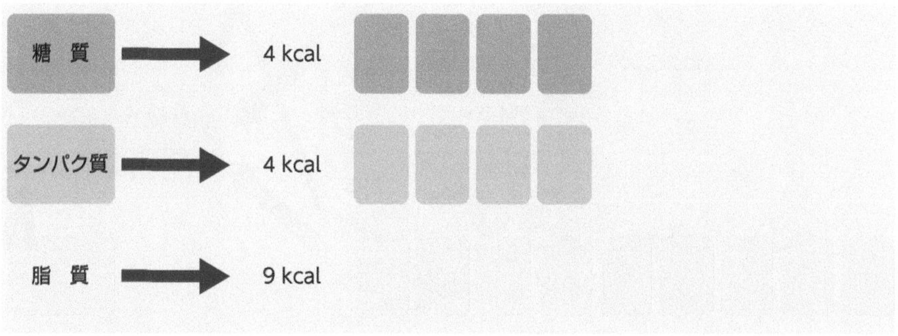

図1.7　エネルギー産生栄養素からのエネルギー産生
各栄養素が産生する1gあたりのエネルギー量（アトウォーター係数）

ミネラルの一部（カルシウム，マグネシウム，リン，鉄など）はタンパク質と同様に体の構成成分（骨や血液など）になるが，多くのミネラルやビタミンは身体の代謝を調節するはたらきをしている．車に例えるとエンジンオイルである．

これら栄養素の体内での移動や化学反応は，水に溶けた状態で行われることから，水も生体内で重要な役割を担っている．

B. 栄養素の流れを理解する

栄養学では食物として摂取した栄養素が，体内でどのように消化，吸収，代謝され排泄されるかを，化学的にみていく．体構成の96％は，タンパク質，脂質，水が占める．これらは炭素（C），酸素（O），水素（H），窒素（N）から構成されている有機化合物である．残る4％はこの4つの元素以外の無機物（ミネラル）である（図1.9）．

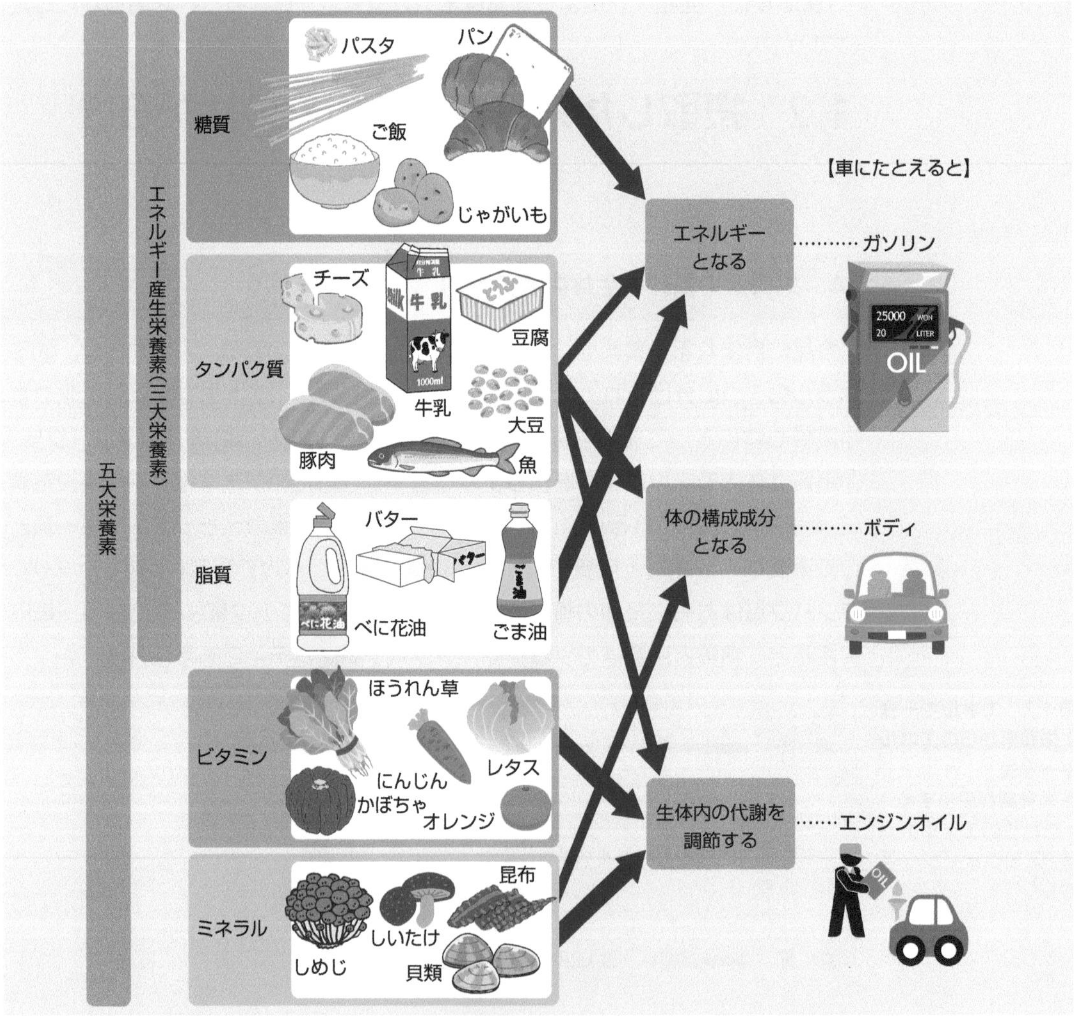

図1.8　五大栄養素のはたらき

図 1.9　体を構成する物質
有機化合物はC，H，O，Nからできている．ミネラルのうち栄養素は，Na，Mg，P，S，Cl，K，Ca，Cr，Mn，Fe，Co，Cu，Zn，Se，Mo，I の16種類．

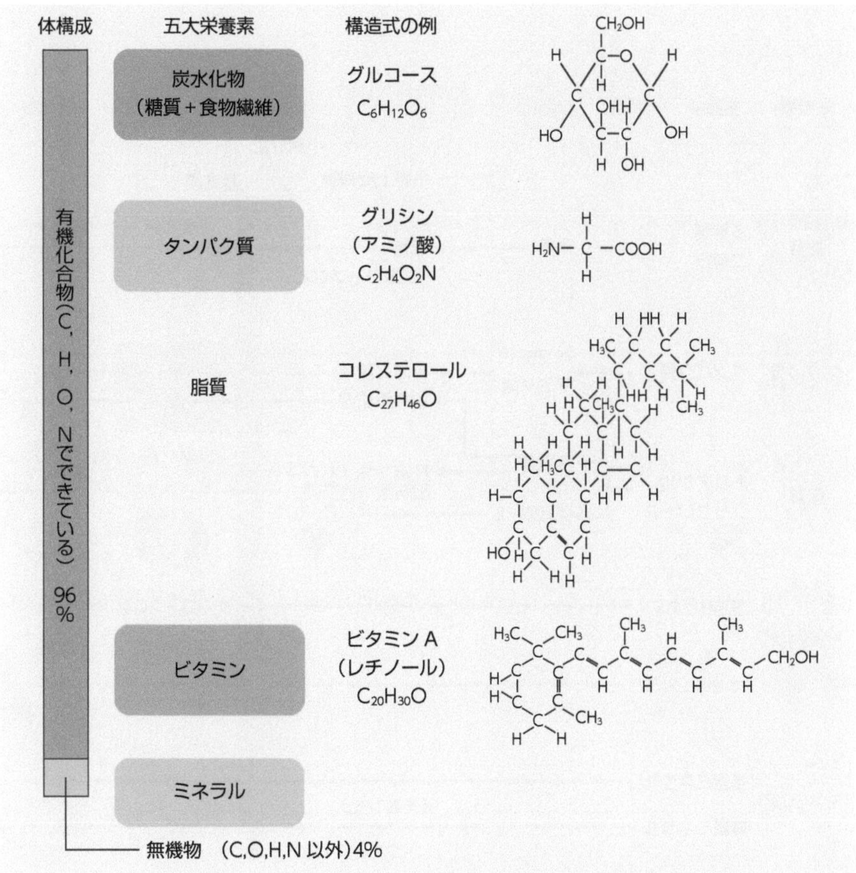

これらの化学物質について，摂取する食物は食品学で，身体は解剖学・生理学で，体内のくわしい代謝は生化学で学ぶ．栄養学総論ではそれらを統合し，食物の摂取後の代謝の流れや，食物を摂取しない時の代謝の流れなど，大きな流れをつかむことが必要である．

図1.10に本書で扱う栄養素のうち，おもなものを例に挙げて，その消化と吸収，代謝を示した．有機化合物を構成するC，H，O，Nのうち，C，H，OはCO_2（二酸化炭素）とH_2O（水，水蒸気）として呼吸により体外へ排出される．Nは尿素$(CO(NH_2)_2)$として尿により体外へ排出される．

演習1-1　五大栄養素のはたらきをまとめよ．
演習1-2　栄養学の研究に貢献した研究者を5人挙げ，その研究内容をまとめよ．
演習1-3　現在の日本人において，摂取増加が望まれる栄養素を挙げ，その理由を記せ．

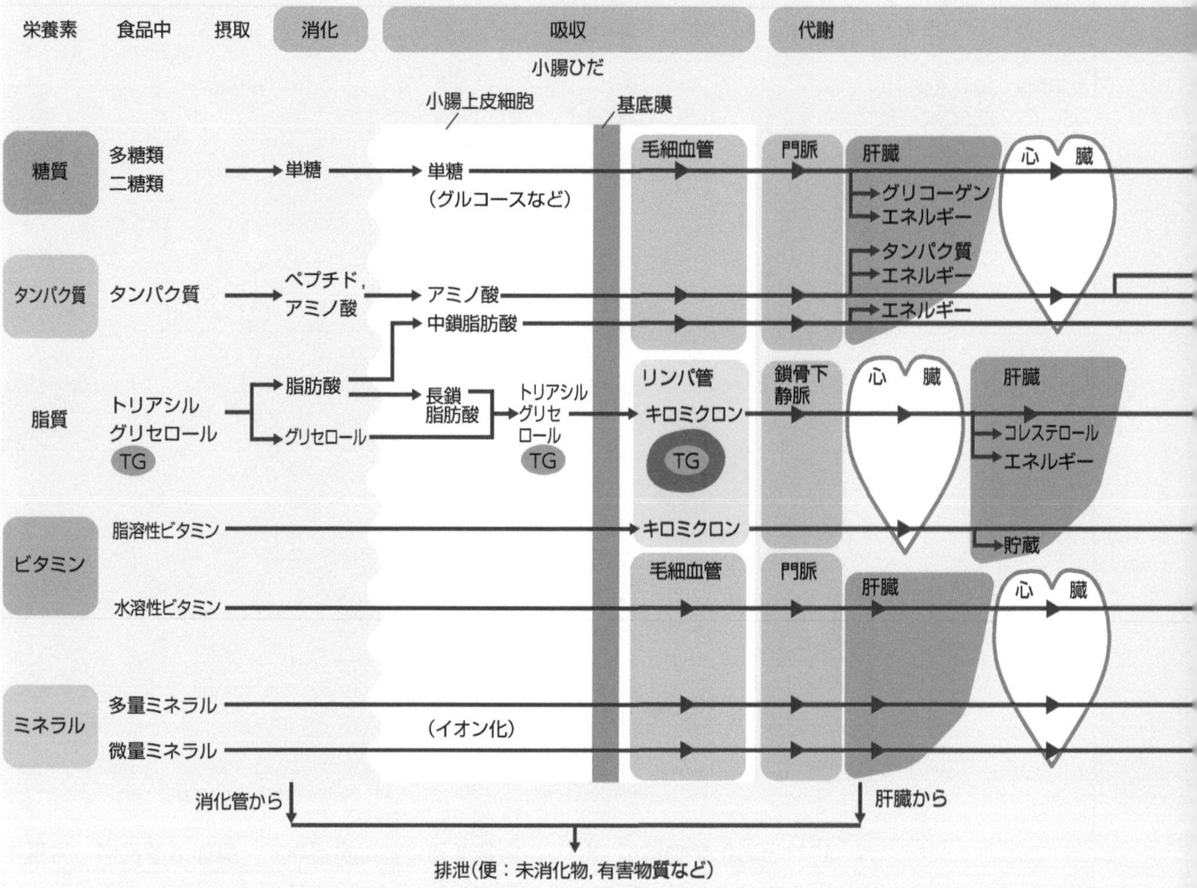

図 1.10　おもな栄養素の消化，吸収，代謝
➡は肝臓の細胞でのみ

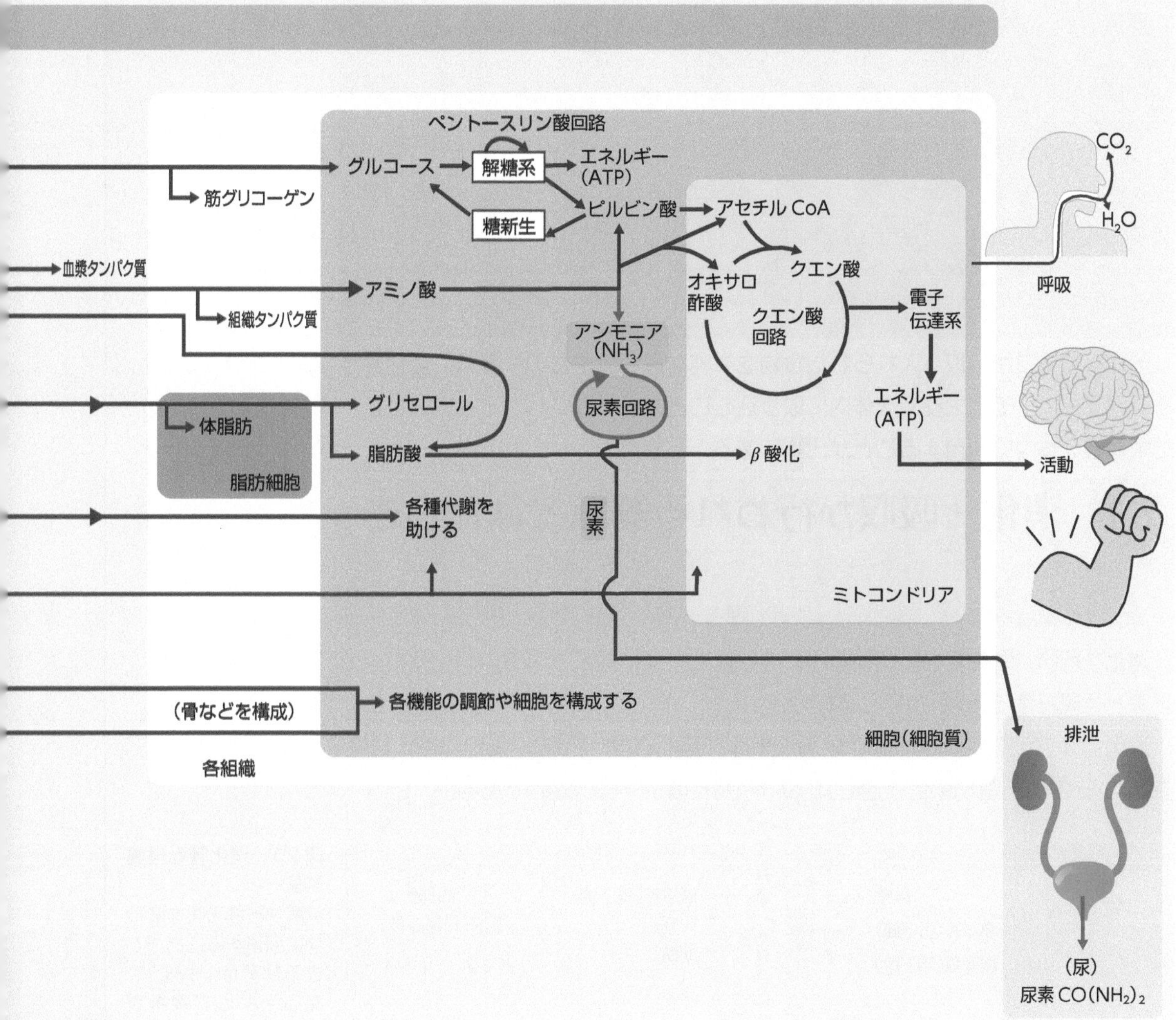
ペントースリン酸回路
グルコース
解糖系
エネルギー
(ATP)
筋グリコーゲン
ピルビン酸
糖新生
アセチル CoA
血漿タンパク質
アミノ酸
組織タンパク質
オキサロ
酢酸
クエン酸
クエン酸
回路
電子
伝達系
アンモニア
(NH$_3$)
尿素回路
エネルギー
(ATP)
グリセロール
体脂肪
脂肪酸
β酸化
脂肪細胞
各種代謝を
助ける
尿素
ミトコンドリア
(骨などを構成)
各機能の調節や細胞を構成する
細胞(細胞質)
各組織
CO$_2$
H$_2$O
呼吸
活動
排泄
(尿)
尿素 CO(NH$_2$)$_2$

2. 消化と吸収

消化とは，口から取り入れられた食物を単純な形や大きさの栄養素に変化させることである．その栄養素を体内に取り込むことを**吸収**という．そして取り込んだ栄養素を体内で利用することが**代謝**である．

2.1 消化・吸収が行われる器官とはたらき

消化を行い，栄養素を吸収するための器官系を**消化器系**という．消化器系は**消化管**と**付属器官**（消化腺）からなる（図 2.1）．

消化管は，口腔《こうくう》，咽頭《いんとう》，食道，胃，小腸（十二指腸，空腸，回腸），大腸（盲腸，結腸，直腸）からなる一連の管で，全長は約９ｍ（身長の５～６倍程度）である．

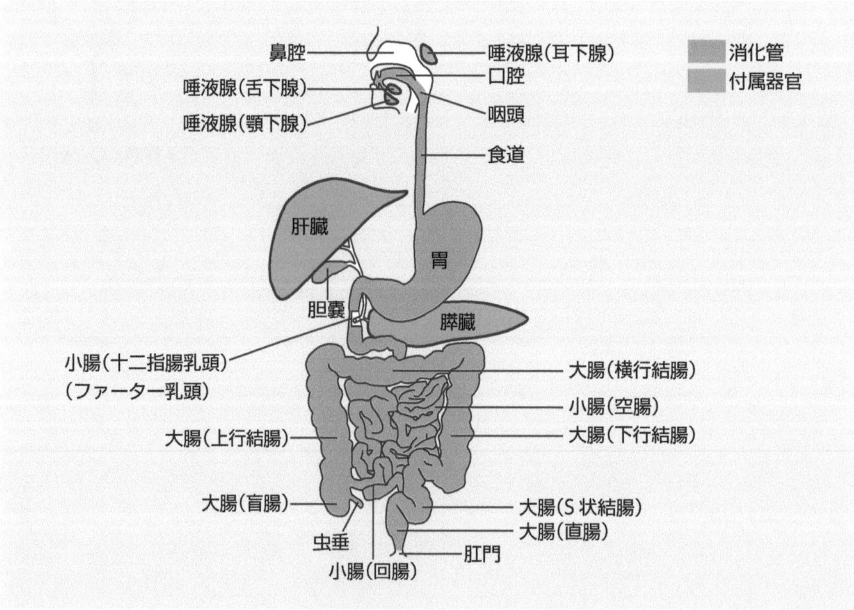

図 2.1 消化管と付属器官
皮膚や粘膜を突き破らずに到達することができる部分は［体外］である．よって胃内や腸内は［体外］である．一方，筋肉や血管の中，脳内部などは［体内］である．
本来は肝臓や膵臓はもっと胃に近いが，本図では胆嚢を表すために離して描いている．

付属器官（消化腺）は，消化を助けるために消化液を分泌する器官である．唾液腺，肝臓，胆嚢《のう》，膵臓が含まれる．

A. 消化管

a. 口腔

口腔には舌と歯が存在し，咀嚼《そしゃく》（噛み砕くこと）をしながら食物を唾液と混ぜ合わせる．唾液には消化酵素であるアミラーゼが含まれる．咀嚼によって唾液の分泌が促進され，また，食物との接触面が多くなり，結果として口腔内での消化を促進する．

b. 咽頭

口腔で噛み砕かれた食物を飲み込むことを嚥下《えんげ》という．食物を**咽頭**まで押し込むまでは随意運動（自分の意思で止められる）であり，それ以降は咽頭粘膜に触れることで起こる反射運動（自分の意思で止められない）である．嚥下運動は延髄にある嚥下中枢による支配を受けている．

c. 食道，胃

食道は咽頭と胃を結ぶ，長さ約25 cmの管である．蠕動《ぜんどう》運動（図2.2）によって，飲み込まれた食物を胃に運ぶ．

胃は，運ばれてきた食物を一時的に蓄え，胃液と混ぜ合わせる器官で**噴門**《ふんもん》，**胃底**，**胃体**，**幽門**《ゆうもん》に分けられる（図2.3A）．食物が入ると胃の容積は1 ～ 1.5 Lに広がる．胃液（pH 1 ～ 2）のおもな成分は**塩酸**と**ペプシン**である．これらは胃腺（胃底腺）から分泌され，胃小《しょう》窩《か》といわれる穴から胃内に分泌される（図2.3B）．塩酸はタンパク質を変性させて消化酵素の作用を受けやすくし，また，殺菌作用もある．

胃ではおもにタンパク質の消化が行われるが，脂質の一部も消化される*．また，アルコールや一部の薬剤の吸収も行われる．タンパク質を変性させるほどの強酸性の胃液を分泌しながら，胃自身が消化されてしまわないしくみとして，胃

* 中鎖脂肪酸は，胃のリパーゼでグリセロール骨格から切り離される．

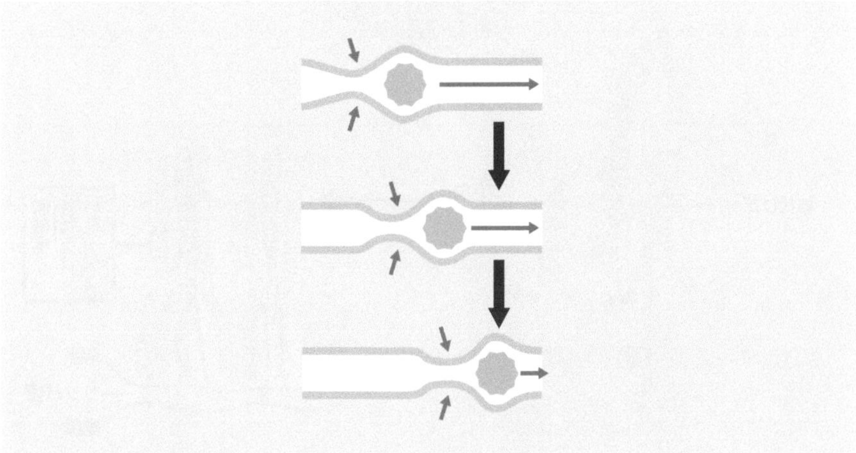

図2.2 消化管運動としての蠕動運動
内容物を運ぶ運動．ほとんどすべての消化管で起こる．

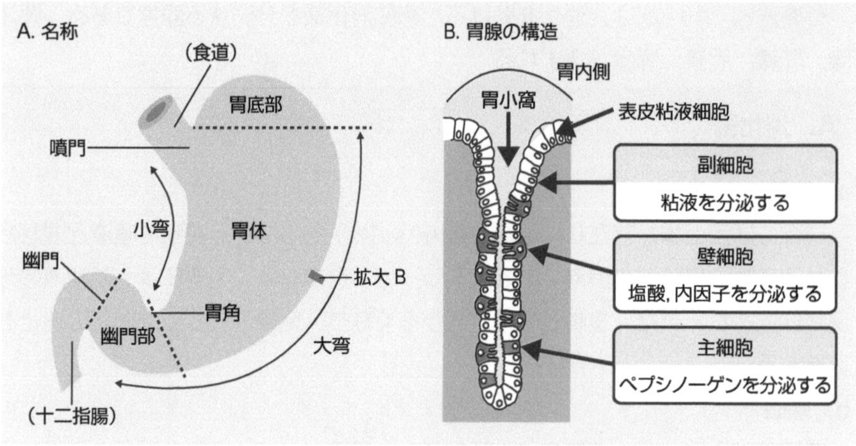

図 2.3　胃の構造
A：噴門の位置よりも高い部分を胃底，胃角から幽門までを幽門部，胃底から幽門部までの部分を胃体という．
B：胃粘膜には多数の胃小窩という陥凹（穴のようなもの）があり，底に胃腺がある．胃腺の細胞からは消化に関連する物質を分泌する．

粘液の存在が挙げられる．胃粘液は，胃で作られ，胃粘膜の表面を薄いベールのように覆うことで胃酸などのはたらきを中和し，アルコールや薬剤などの刺激から胃粘膜を保護している．

d. 小腸

小腸は長さ約6～7 mで，**十二指腸**（約25 cm，指12本分の長さ），**空腸**，**回腸**からなる．小腸内壁は，栄養素を吸収しやすいように**輪状ひだ**，**絨毛**《じゅうもう》が発達している．輪状ひだの表面に絨毛があり，絨毛の表面は1 μmの**微**《び》**絨毛**《じゅうもう》で隙間なく覆われている（図2.4）．これにより，小腸内壁は表面積を約600倍にまで増やしている．

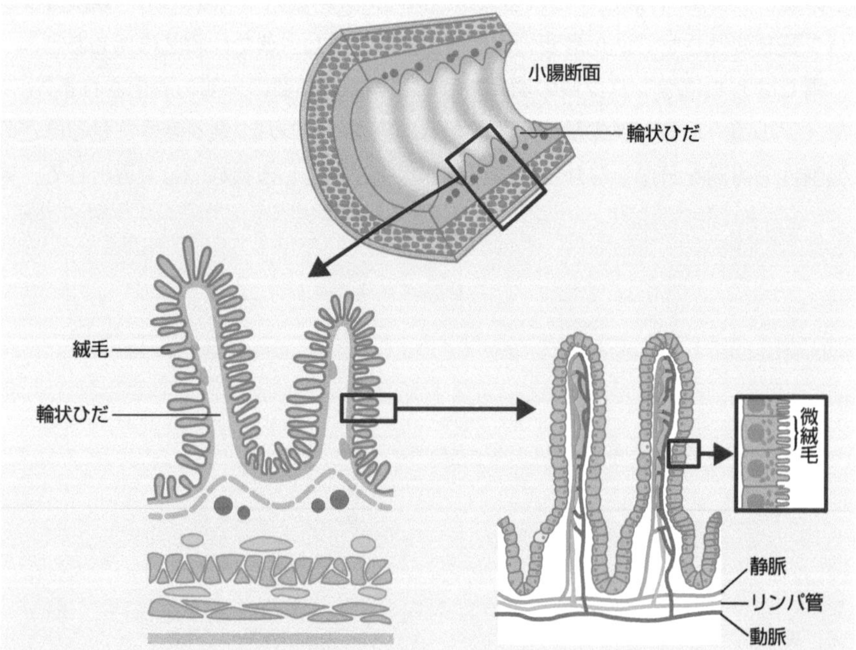

図 2.4　小腸内壁

図 2.5　十二指腸乳頭（ファーター乳頭）

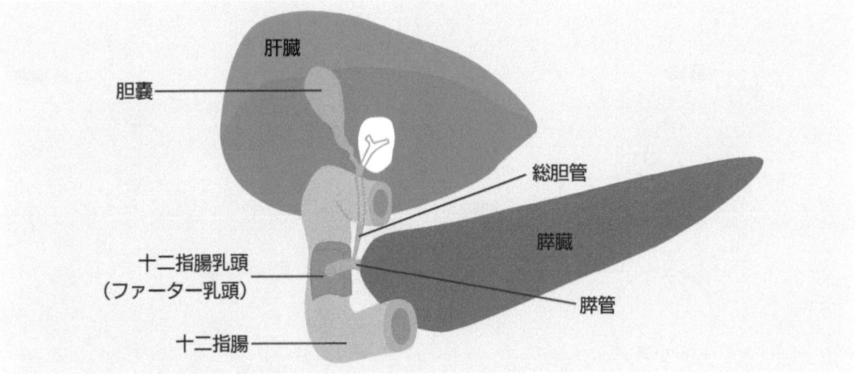

十二指腸には総胆管と膵管が合流して十二指腸乳頭（ファーター乳頭）が開口しており（図2.5），膵液と胆汁が十二指腸管腔内へ注ぎ込まれる．膵液は膵臓で作られ，胆汁は肝臓で作られて胆嚢で濃縮される．膵液はアルカリ性であり，強酸性の胃液は膵液と混合されて希釈，中和される．

e. 大腸

大腸は約 1.6 m で**盲腸**，**結腸**，**直腸**からなる．結腸はさらに，**上行結腸**，**横行結腸**，**下行結腸**，**S状結腸**に分かれる．大腸前半では水分と電解質の吸収が行われ，後半部では糞便が形成される．糞便は，吸収されなかった食物残渣や粘膜細胞が剥がれ落ちたもの，腸内細菌の死骸などからなる．大腸内には多くの腸内細菌が生息し，未消化物の一部を発酵分解している．

B. 付属器官（消化腺）

a. 唾液腺

唾液腺は，口腔内に唾液を分泌する腺である．唾液は**大唾液腺**（耳下腺《じかせん》，顎下《がっか》腺《せん》，舌下腺《ぜっかせん》）と**小唾液腺**から分泌され，成分は漿液と粘液（**ムチン**）である．漿液にはα-アミラーゼ，舌リパーゼなどの酵素，塩化物イオン（Cl^-），抗菌性のあるリゾチームなどが含まれている．1日に分泌される唾液量は約1～1.5 L，pHは6～7である．

唾液の分泌は自律神経によって支配されており，副交感神経の刺激によって漿液性のさらさらした唾液が，交感神経の刺激によって粘度の強い唾液が分泌される．加えて酸味のあるものや乾物の摂取，咀嚼運動，味，匂いなどで分泌が増加する．逆に，不安や恐怖，精神的疲労などでは唾液の分泌が減少し，口渇感を覚える．

b. 肝臓

肝臓は横隔膜の下，胃の隣に位置し，右上腹部の大半を占めている．重さは1～1.5 kgあり，体内最大の物質代謝の中心臓器である．また，胆汁を産生する消化腺でもある．肝臓は肝細胞から構成される肝小葉が集まってできている（図

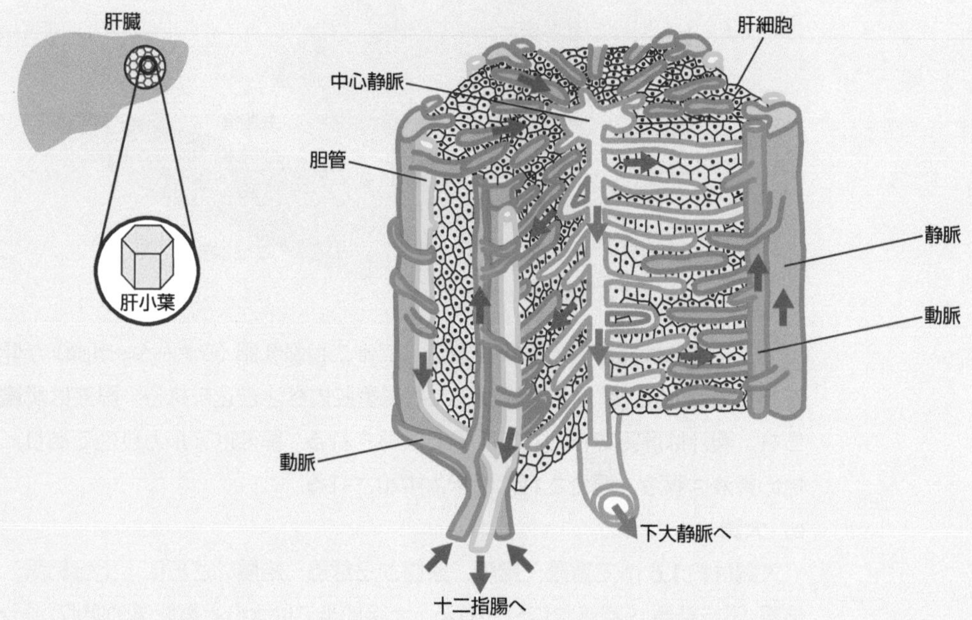

図 2.6　肝小葉

2.6）．右葉と左葉の2葉から構成され，血液が**門脈**（静脈）と肝動脈から流れ込み，肝静脈から流れ出て下大静脈を経て心臓に戻る．

c. 胆嚢

胆嚢《のう》は，肝臓の下に張り付くように存在している，袋状の臓器である．肝臓で産生された**胆汁**を蓄え，濃縮し，必要時に十二指腸に分泌する．胆汁には**胆汁酸**，**胆汁色素**（ビリルビン），コレステロール，電解質などが含まれている．

消化酵素は含まれていないが，主成分である胆汁酸は強力な界面活性作用をもち，脂質の乳化を介してリパーゼ（脂質を分解する酵素）の作用を助ける．

d. 膵臓

膵臓は胃の後ろ側に位置している15 cmほどの臓器である．**膵液**を分泌する外分泌腺としてのはたらきと，ホルモンを分泌する内分泌腺としてのはたらきがある（図2.7，表2.1）．

膵液は1日約1～2Lが分泌される．膵液のほとんどは水分であり，電解質と消化酵素などを含む．炭酸水素イオン（HCO_3^-）を含み，弱アルカリ性（pH 8.5程度）を示す．そのため，胃から送られてきた酸性の内容物を中和し，十二指腸内を中性に保つことができる．

膵液には**トリプシン**，**キモトリプシン**，**カルボキシペプチターゼ**，**リパーゼ**，**アミラーゼ**などのすべての主要栄養素を消化する酵素（タンパク質分解酵素は不活

図 2.7　膵臓のランゲルハンス島（内側）と腺房細胞（外側）

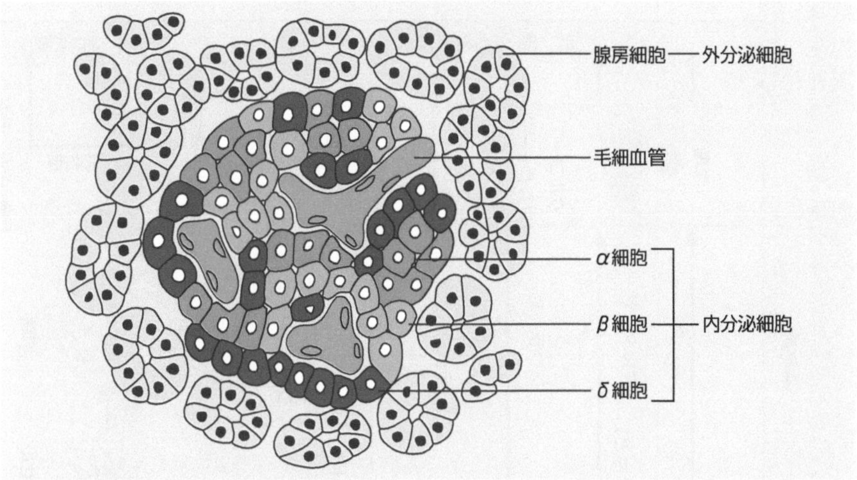

表 2.1　膵臓のランゲルハンス島から分泌されるホルモン
解剖学的にはA，B，D細胞といわれるが，臨床的にはα，β，δといわれることが多い．

	分泌ホルモン	ホルモンの作用
α細胞 （A 細胞）	グルカゴン	アミノ酸代謝に関連するホルモン（これまで血糖値上昇作用として，グリコーゲンの分解や糖新生などによって血糖値を上げる，低血糖状態で分泌が促進されるとされてきた）
β細胞 （B 細胞）	インスリン	血糖値低下作用：細胞内にグルコースを取り込むことで血糖値を下げる．高血糖状態で分泌が促進される
δ細胞 （D 細胞）	ソマトスタチン	グルカゴン，インスリン，膵液の分泌を抑える

性型）が含まれ，これらの合成は**腺房細胞**で行われる．膵液は，膵管から総胆管へ合流し，**十二指腸乳頭（ファーター乳頭）**から十二指腸に注がれる．

膵液分泌は副交感神経の刺激と，食事摂取による刺激に反応する．これは食事摂取によってセクレチンやコレシストキニン（消化管ホルモン）が分泌され，それによって膵液分泌が促進される．

2.2　栄養素の消化

糖質，タンパク質，脂質は消化の過程を経て吸収される．食品中に含まれているビタミンとミネラルは，それらと結合しているタンパク質などが消化されてから吸収される．ビタミンとミネラルそれ自体は消化を受けない．

A．消化液と栄養素

各消化器から分泌される消化液と消化酵素を表 2.2 に示す．また糖質，タンパク質，脂質の消化を図 2.8 に示す．それぞれの過程をくわしくみていく．

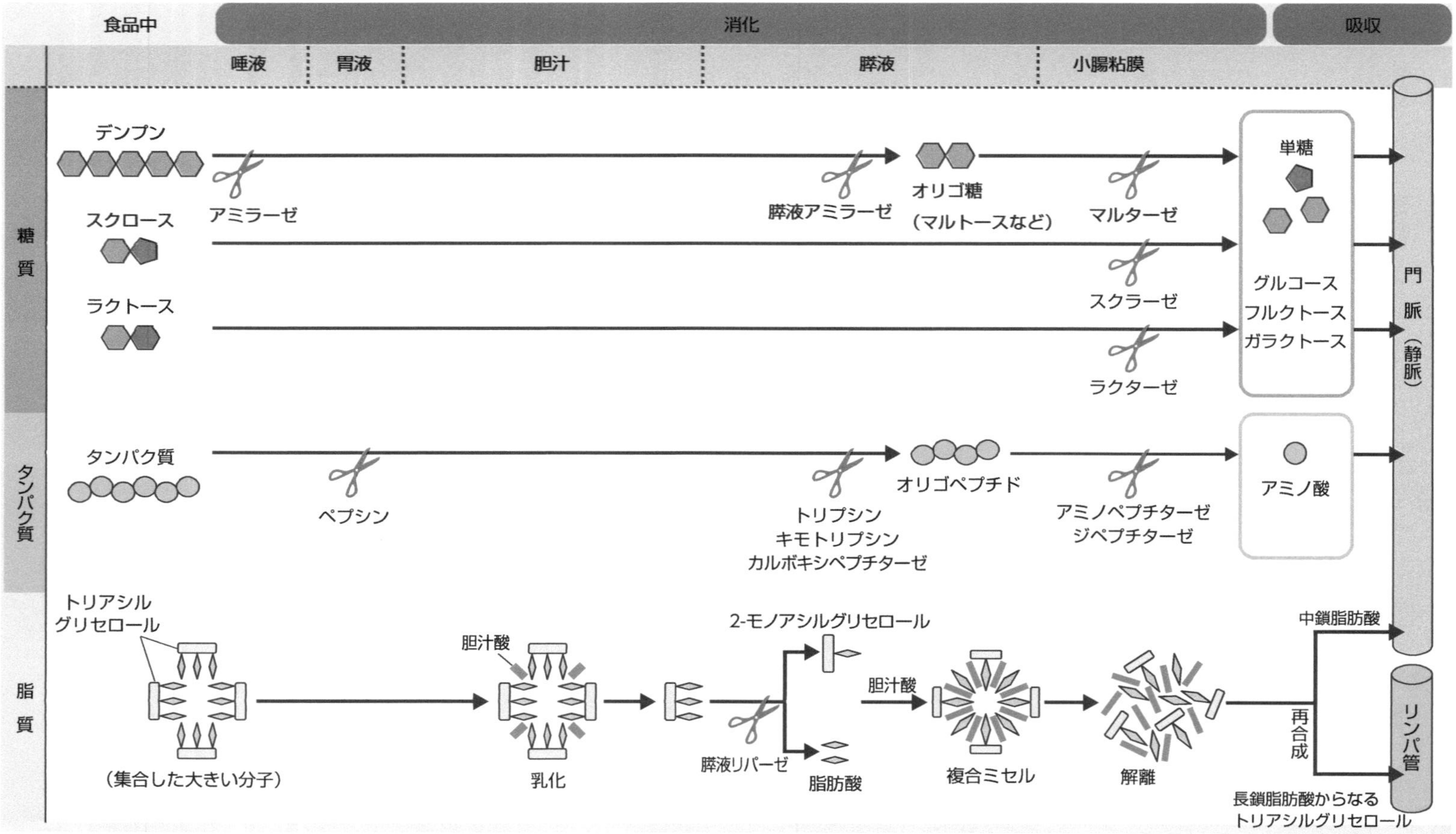

図 2.8　三大栄養素の消化
トリアシルグリセロール（TG）は水に溶けないので，乳化しないと酵素の作用を受けることができない．したがって，摂取した TG は，胆汁酸によって溶液中に微粒子として分散（エマルション）される．エマルション中の TG は，脂肪分解酵素の膵リパーゼによって分解され，2‒モノアシルグリセロールと 2 分子の遊離脂肪酸になる．これらに，胆汁酸やコレステロールなどが加わって複合ミセルが形成される．複合ミセルは小腸の微絨毛表面で解離し，2‒モノアシルグリセロール，遊離脂肪酸や胆汁酸，コレステロールなどは細胞内に受動輸送で吸収される．

表 2.2　消化液に含まれる消化酵素

消化液	消化酵素	基質	分解産物
唾液	アミラーゼ	デンプン	デキストリン，マルトース
胃液	ペプシン	タンパク質	ポリペプチド，オリゴペプチド
膵液	トリプシン	タンパク質，ポリペプチド	オリゴペプチド
	キモトリプシン	タンパク質，ポリペプチド	オリゴペプチド
	カルボキシペプチターゼ	タンパク質(C 末端)	アミノ酸
	膵液アミラーゼ	デンプン	オリゴ糖
	膵リパーゼ	トリアシルグリセロール(トリグリセリド)	脂肪酸，2-モノアシルグリセロール
腸消化酵素(小腸)	アミノペプチターゼ	タンパク質(N 末端)	アミノ酸
	ジペプチターゼ	ジペプチド	アミノ酸
	マルターゼ	オリゴ糖(マルトース)	グルコース
	スクラーゼ	スクロース	グルコース，フルクトース
	ラクターゼ	ラクトース	グルコース，ガラクトース

B. 糖質の消化

糖質は口腔内で咀嚼されることによって細かく噛み砕かれ機械的消化を受ける．同時に唾液に含まれるアミラーゼによって化学的消化がはじまる．しかし，アミラーゼは胃液の酸性状態では失活してしまう（はたらかなくなってしまう）ため，実際に作用している時間は短い．そのため，糖質消化の大部分は小腸における膵液アミラーゼの働きによって行われる．その後，**小腸微絨毛膜**（**刷《さっ》子《し》縁膜《えんまく》**）に結合して存在している酵素によって，最終的に小腸で吸収できる単糖にまで分解される(膜消化)(図 2.9)．

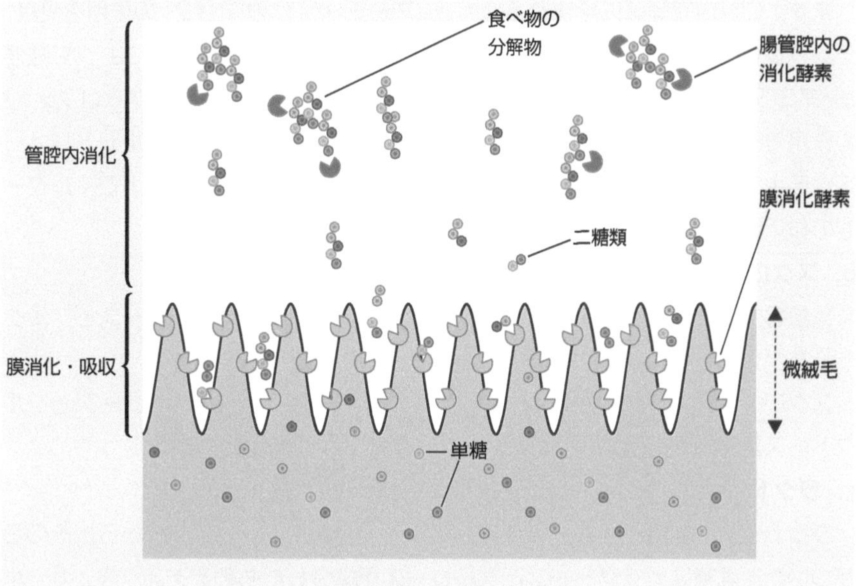

図 2.9　糖質の膜消化
タンパク質も糖質と同様に，オリゴペプチドがアミノ酸やジペプチドに分解される

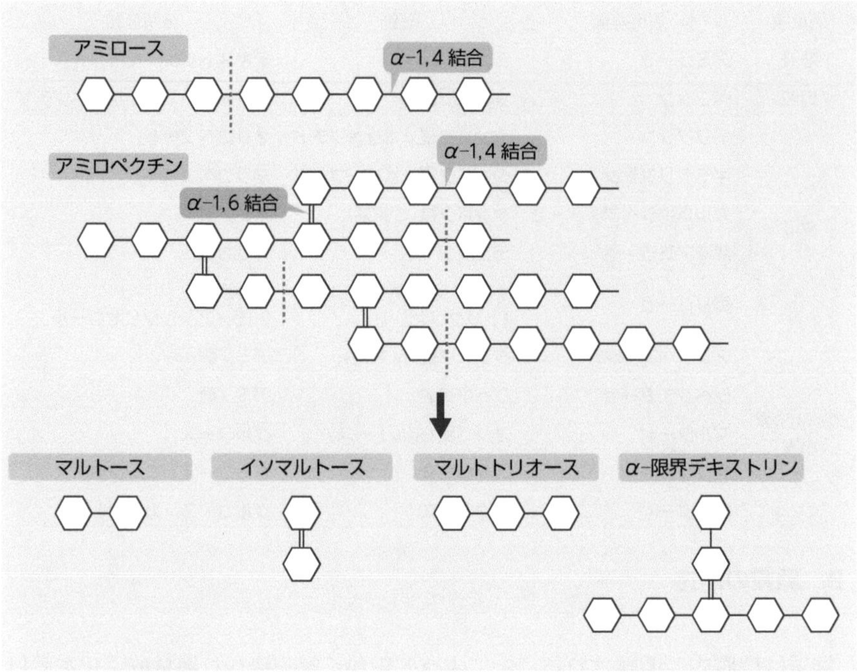

図 2.10 アミロース，アミロペクチンの分解
もち米のモチモチとした食感は，アミロペクチンの割合が多いことが影響している．

：グルコース
：α-アミラーゼ

a. デンプンの消化

デンプンは六炭糖であるグルコースのみが多数縮合したもので，アミロースとアミロペクチンに分類することができる（図 2.10）．**アミロース**はグルコースが**α-1,4グリコシド結合**で**直鎖状**につながったものであり，アミロペクチンはアミロースの直鎖に，別のグルコースの直鎖が**枝分かれ状**に**α-1,6グリコシド結合**したものである（表 2.3）．

まず，口腔内で唾液に含まれる**唾液α-アミラーゼ**（プチアリン）の作用を受け，デンプンの一部が加水分解される．その後，胃内では胃酸の影響によって唾液α-アミラーゼはいったん失活するが，小腸内で**膵液α-アミラーゼ**（アミロプシン）の作用でデンプンは加水分解され，マルトース，イソマルトース，マルトトリオース，デキストリンに，一部はグルコースになる．その後，小腸粘膜上でマルターゼの作用を受け，グルコースに分解され，吸収される．

b. スクロース（砂糖）の消化

砂糖の主成分は**スクロース**（ショ糖）である．スクロースは**グルコース**と**フルクトース**がグリコシド結合したものである（表 2.4）．

スクロースは小腸粘膜に存在するスクラーゼの作用を受けてグルコースとフルクトースに分解後，吸収される．

c. ラクトース（乳糖）の消化

ラクトースは**乳糖**といわれ，哺乳類の乳汁中に含まれていることから，その名がついた．乳糖は**ガラクトース**と**グルコース**が結合したものである（表 2.4）．小

表 2.3　多糖類の種類と構造

			ホモ多糖類	結合	構造	特徴
多糖類：多数の単糖がグリコシド結合により重合したもの	貯蔵多糖	デンプン	アミロース	グルコースα-1, 4 結合 直鎖状に結合	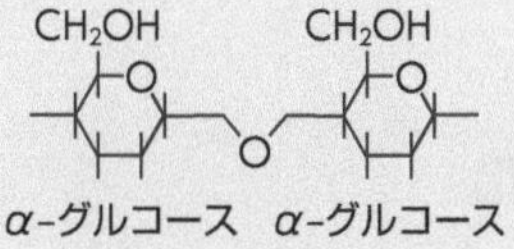	植物の貯蔵多糖類 アミラーゼによって分解される
		デンプン	アミロペクチン	直鎖状のα-1, 4 結合とα-1, 6 結合が混在し，分岐している	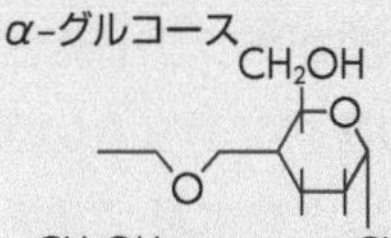	
			グリコーゲン	直鎖状のα-1, 4 結合とα-1, 6 結合が混在し，分岐している アミロペクチンより分岐が多い	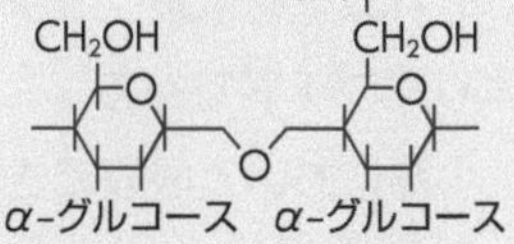	動物の貯蔵多糖類 アミラーゼによって分解される
	構造多糖		セルロース	グルコースβ-1, 4 結合 直鎖状の結合	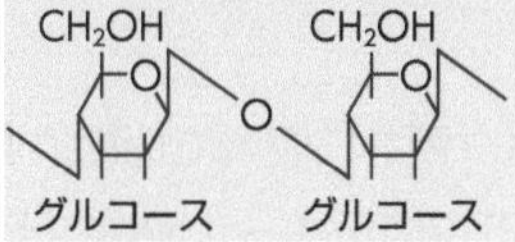	植物の細胞壁の成分でヒトは消化できない
			キチン	*N*-アセチルグルコサミン β-1, 4 結合 直鎖状の結合	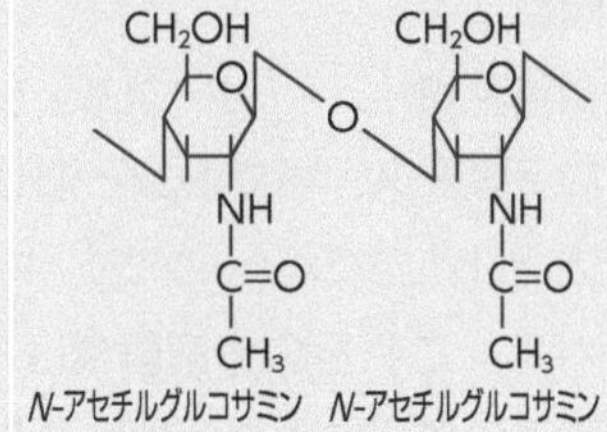	えび，かになどの外骨格の主成分

表 2.4　単糖と二糖類の種類と構造

単糖：糖の基本単位．これ以上分解できない	五炭糖（ペントース）	リボース，デオキシリボース
	六炭糖（ヘキソース）	グルコース，ガラクトース（アルドース），フルクトース（ケトース）

		種類	結合	構造	特徴
二糖類：単糖2分子がグリコシド結合により1分子となったもの	非還元性二糖	スクロース（ショ糖）	α-グルコース＋β-フルクトース α-1, β-2 結合	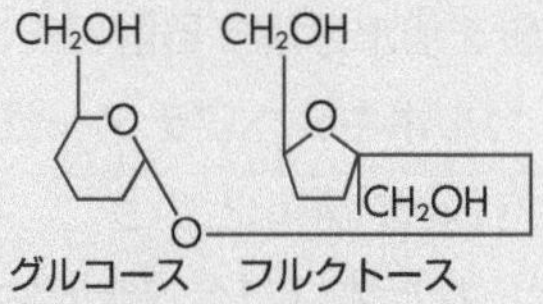	サトウキビ，サトウダイコンに含まれる スクラーゼによって分解される
	還元性二糖	ラクトース（乳糖）	ガラクトース＋グルコース β-1, 4 結合	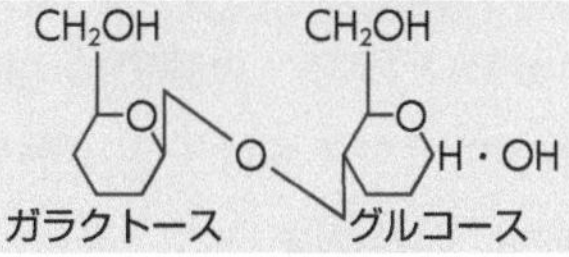	乳汁に含まれる ラクターゼによって分解される
	還元性二糖	マルトース（麦芽糖）	グルコース＋グルコース α-1, 4 結合	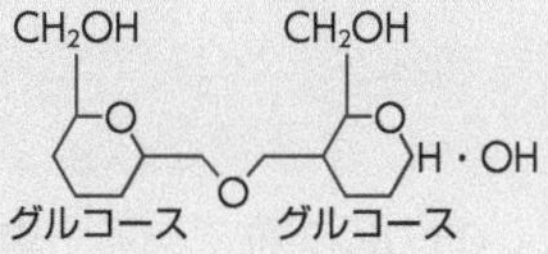	麦芽汁，はちみつに含まれる マルターゼによって分解される

腸粘膜上においてラクターゼの作用を受け，ガラクトースとグルコースに分解後，吸収される．ラクターゼの欠損または減少により，乳糖を分解できない場合を乳糖不耐症という．

C. タンパク質の消化

タンパク質は複数のアミノ酸がペプチド結合した高分子化合物である．2個以上のアミノ酸が結合したものを**ペプチド**という．一般的にアミノ酸が10個程度までを**オリゴペプチド**，それ以上を**ポリペプチド**という．タンパク質はアミノ酸が100個以上結合したポリペプチドである．

タンパク質の消化は，小腸において吸収できる形態（アミノ酸やオリゴペプチド）にまで分解することである（図2.8参照）．

a. 胃内での消化

糖質と同様に，タンパク質も口腔内で咀嚼され胃に送られる．胃では，タンパク質はペプシン*によってプロテオースやペプトンに分解され，小腸に送られる．

* ペプシノーゲンとして分泌され，胃液の酸によって活性化され，ペプシンになる．

b. 十二指腸内での消化

十二指腸には**十二指腸乳頭（ファーター乳頭）**から膵液が注ぎ込まれており，胃から送られてきたプロテオース，ペプトンと混ぜられる．膵液にはタンパク質分解酵素の不活性型であるトリプシノーゲン，キモトリプシノーゲン，プロエラスターゼなどが含まれる．これらの分解酵素は不活性型の状態で分泌されるが，十二指腸内で活性化因子の作用により活性型となる．まず，小腸粘膜上皮細胞から分泌されるエンテロキナーゼ（エンテロペプチターゼ）がトリプシノーゲンの一部を加水分解することによって活性型のトリプシンとなる．この反応がその他のタンパク質分解酵素を活性化させ，キモトリプシノーゲンをトリプシノーゲンに，プロエラスターゼをエラスターゼにし，タンパク質の分解が進行する．ペプシン，トリプシン，キモトリプシン，エラスターゼなど，ペプチド鎖の中にあるペプチド結合の加水分解を行う酵素を**エンドペプチダーゼ**といい，ペプチド鎖の末端部分から，1つずつアミノ酸を加水分解する酵素を**エキソペプチダーゼ**という．エキソペプチターゼには，カルボキシペプチダーゼA，カルボキシペプチダーゼBがある．ここまでの消化を**管腔内消化**という．

管腔内消化によって得られたオリゴペプチドは，そのままでは吸収されない．そこで糖質の消化（図2.9参照）と同様，**小腸微絨毛膜（刷子縁膜）**に結合して存在している酵素によって，オリゴペプチドはアミノ酸やジペプチドに加水分解され，膜輸送担体によって細胞内に取り込まれる．

D. 脂質の消化

脂質とは水に溶けにくいものの総称である．単純脂質，複合脂質，誘導脂質，

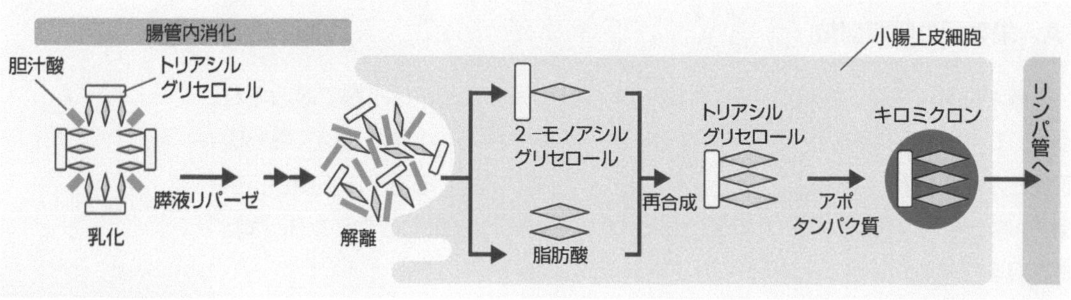

図 2.11　脂質の消化と吸収

その他に分類することができる（図5.1参照）．ヒトが食事から摂取する脂質のなかでは**トリアシルグリセロール***が最も重要であり，ここではトリアシルグリセロールが消化され，吸収できる形態になるまでの過程を説明する（図2.8参照）．

* トリグリセリドともいう．中性脂肪の1つで一般的に脂肪というとトリアシルグリセロールのことを指す．

a．胆汁による乳化

トリアシルグリセロールは水に溶けにくいため，水の中では集まって大きな油滴になっている．しかし，そのままだとリパーゼのはたらきを受けにくいため，**胆汁酸**のはたらきにより細かく分解される．胆汁酸は胆汁に含まれ，両親媒性（水にも油にも混ざる）の特性をもっている．この特性により，脂肪どうしで固まっていたトリアシルグリセロールは細かく分解されて小さな脂肪滴になり，リパーゼの働きをより受けやすくなる．そして「水と油」など，互いに混ざり合わない液体の一方を微粒子にして他方に分散させる．このような作用を**乳化**という．

b．リパーゼによる消化

脂質を消化する**リパーゼ**は口腔や胃にも存在するが，量が少ない，酸性度が高すぎる，などの理由によりうまく作用しない．したがって摂取された脂質の大部分は小腸において膵臓から分泌された膵液リパーゼによって消化される．乳児の場合は胃液の酸性度もあまり高くなく，また乳汁中の脂肪はすでに乳化されているので胃のリパーゼの作用も受けやすい．

小腸において，膵液リパーゼはトリアシルグリセロールの1,3位のエステル結合を加水分解し，2-モノアシルグリセロール1分子と脂肪酸2分子を生成する（図2.11）．

2.3　栄養素の吸収とそのしくみ

消化の過程を経た糖質，タンパク質，脂質の吸収と，食物から直接吸収されるビタミン，ミネラルについて，そのしくみをみていく．

A. 栄養素の吸収部位

栄養素は胃，小腸，大腸で吸収される．大部分の栄養素や水は小腸で吸収されるが，わずかな量の水，アルコールなどは胃で吸収される．小腸において最も吸収がさかんに行われるのは，「ひだ」が最も多く占める部位である十二指腸から空腸（小腸前半の2/5の部分）にかけてである（図2.1参照）．また，ビタミンB_{12}は回腸で吸収される．

B. 門脈系，リンパ系

栄養素の吸収が行われる小腸は，管であり，その腸管の壁には無数の「ひだ」が存在している．これは小腸上皮細胞が表面を覆う絨毛の集合によって，「ひだ」状に形成されているためであり，栄養素はこの細胞表面を通過して吸収される（図2.12）．小腸上皮細胞から吸収された後の栄養素は，毛細血管を介する**門脈系**とリンパ管を介する**リンパ系**の2つの異なる「管」を通って，血液中へ移行して肝臓へと到達する．どちらを通るかは栄養成分によって異なる（表2.5）．肝臓は，表2.6に示すように多くの栄養成分を代謝する．そのため，栄養成分を代謝の中心へ運ぶ「門脈系」と「リンパ系」の2つは，重要な経路といえる．

a. 門脈系

アミノ酸，ペプチド，単糖，ミネラル，そして中鎖脂肪酸など**水溶性の栄養素**は，この門脈系を経由する．これらの成分は小腸上皮から吸収後，毛細血管へ移行し，門脈を経て肝臓に運ばれていく（図2.12①）．門脈とは，小腸から肝臓へと通じる毛細血管が合流した血管（静脈）である．肝門脈血流に入った栄養素は，必

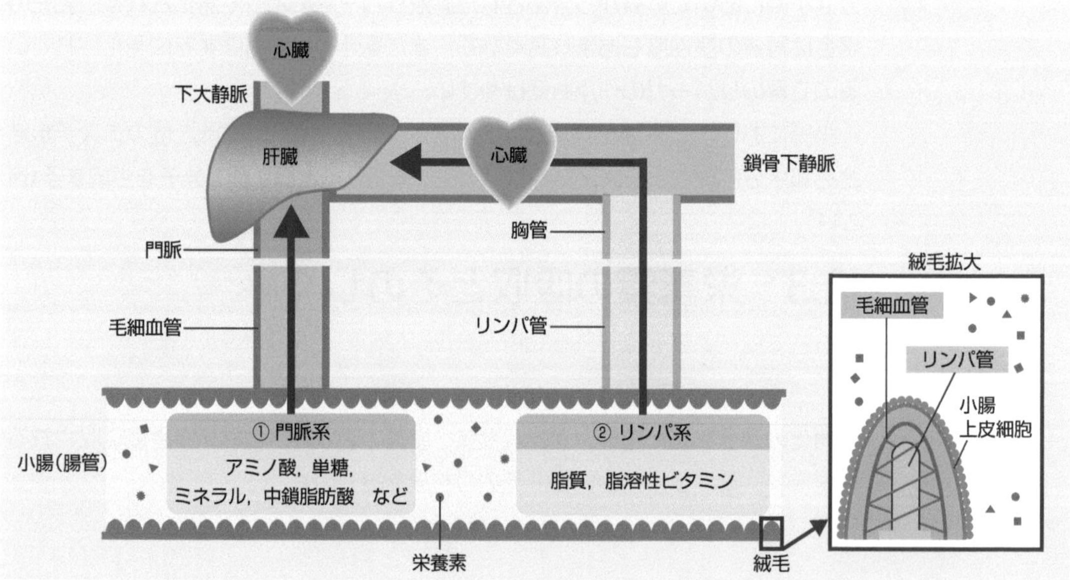

図2.12　門脈系①とリンパ系②を通じての栄養素の移行

表 2.5　栄養素の異なる吸収経路

門脈系	水溶性栄養素	アミノ酸，単糖，ペプチド，ミネラル，水溶性ビタミン，短鎖脂肪酸，中鎖脂肪酸
リンパ系	脂溶性栄養素	長鎖脂肪酸，モノアシルグリセロール，コレステロール，リン脂質，脂溶性ビタミン

表 2.6　肝臓での栄養成分の代謝

糖質	フルクトースやガラクトースの単糖類は，肝臓でグルコースに変換され，グリコーゲンとして肝細胞内に貯蔵される．血中グルコース不足時には，貯蔵グリコーゲンの分解によって生じたグルコースを血液中に放出する．
タンパク質	不可欠アミノ酸（必須アミノ酸）から他のアミノ酸を生成し，さらに役割を終えたタンパク質をアミノ酸へ分解，最終的にアンモニアにまで分解し，尿素にして腎臓から排泄する．
脂質	トリアシルグリセロールは肝臓で脂肪酸に分解され，エネルギー源として利用される．肝臓でタンパク質が付加されたトリアシルグリセロールは，リポタンパク質となり全身の細胞へ送られる．

ず一度肝臓を通過した後に全身の血流に入ることになる（図 2.13）．その後は，静脈から心臓を経由して全身へと行き渡る．

b. リンパ系

門脈系を経由して肝臓に運ばれる栄養素が多い一方で，**脂質の多くはリンパ系**を経由して全身へと運ばれる（図 2.12②）．毛細血管と同様に，毛細リンパ管は小腸絨毛下に存在している．細いリンパ管の集合は，合流して最終的には巨大な 1 本のリンパ管である胸管へと集合する．その胸管は，さらに静脈（鎖骨下静脈）へつながっている．このようにして，吸収された脂質はリンパ管から，門脈系とは異なった経路で静脈へ運ばれ，心臓を経由した後に肝臓，そして全身へと行き渡る．

図 2.13　門脈系からの肝臓への栄養素輸送経路

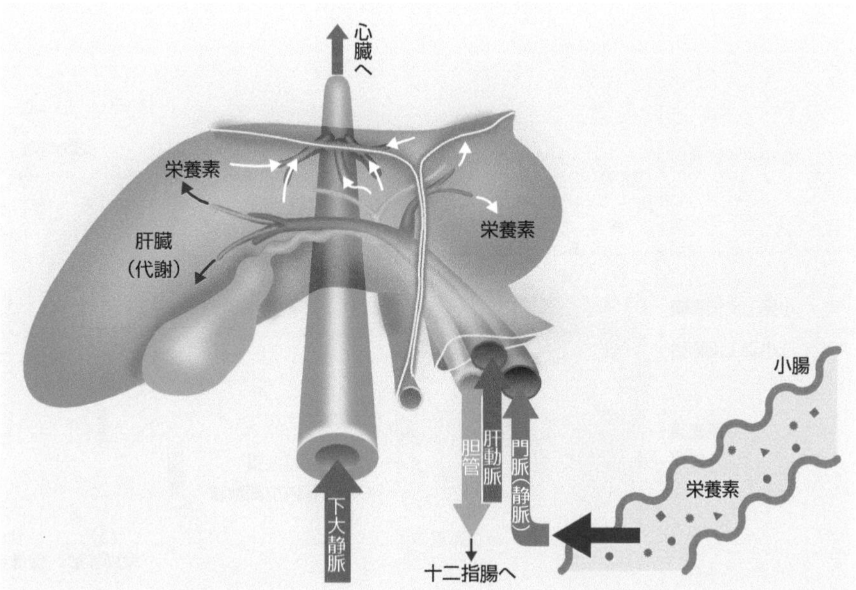

表 2.7　小腸上皮細胞における栄養素輸送方法

		エネルギー	輸送担体	輸送栄養素(輸送基質)
受動輸送	単純拡散	不要	無	脂肪酸などの脂溶性物質
	促進拡散		有	フルクトース，アスパラギン酸，グルタミン酸など
能動輸送		必要	有	グルコース，ガラクトース，ミネラル，ビタミンなど

C. 受動輸送と能動輸送

栄養素は，腸管絨毛の表面に分布する小腸上皮細胞から取り込まれて毛細血管とリンパ管に到達する(図2.12)．細胞を介して，栄養素が血管とリンパ管に到達するまでには，小腸上皮細胞膜，小腸上皮細胞基底膜，血管とリンパ管の基底膜と内皮細胞膜を通過しなくてはならない(図2.14)．これらの膜を通過する栄養素の細胞膜透過には，**受動輸送**と**能動輸送**の異なる機構がある(表2.7)．

a. 単純拡散(受動輸送)

単純拡散とは，細胞膜の内側と外側の濃度勾配に従って，栄養素が受動的に細胞膜を透過する方法である．つまり，膜内外で栄養素の濃度が異なり，同じ濃度に保とうと高濃度から低濃度の膜側に栄養素が移動する．この輸送はエネルギーを必要としないことから，受動輸送といわれる（図2.14a)．最も一般的で単純な栄養素輸送方法であり，透過の速度は膜内外での物質の濃度差が大きいほど速い．脂溶性物質などはこの方法によって細胞膜を透過する．

b. 促進拡散(受動輸送)

促進拡散は，単純拡散と同様に細胞膜内外の栄養素濃度の勾配差から，エネル

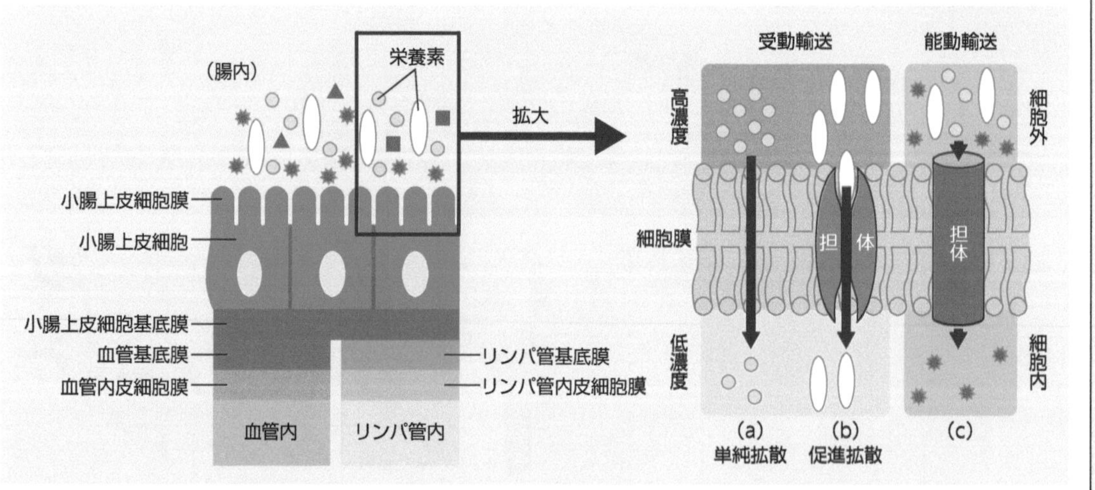

図 2.14　小腸上皮からの栄養素輸送方法

ギーを使用せずに細胞膜を透過させるため，受動輸送の1つである．単純拡散と異なる点は，栄養素が，膜中に存在する輸送担体（トランスポーター）と結合することで膜を通過して，低濃度側へと栄養素が拡散していく（図2.14b）．この輸送は，担体の数に限りがあるため，栄養素どうしの飽和現象や競合が起きる．

c．能動輸送

能動輸送は，栄養素の濃度勾配に左右されずに担体を介した栄養素の膜輸送を行う現象である（図2.14c）．この担体による輸送には，エネルギーを必要とするため能動輸送といわれる．

図2.15に示すように，腸管の上皮細胞では，まず，エネルギーを消費しながら酵素（Na^+，K^+－ATPアーゼ）がポンプとしてはたらいて，Naを細胞外にくみ出し，Kを細胞内に取り込む．これにより，上皮細胞のNa濃度は極度に低くなり，腸管内のNa濃度は高くなって，上皮細胞の内外に濃度差ができる．このとき，腸管内から上皮細胞内にNaが流れ込もうとするが，このNaがグルコースを引き連れて流れ込むので，たとえ腸管内のグルコース濃度が少なくても，濃度に逆らって吸収することができる．

D．単糖の吸収

糖質の消化で述べたように，デンプンや砂糖（スクロース）などの消化可能な炭水化物は，小腸上皮に到達するまで種々の酵素によって分解されて，**単糖**であるグルコース，ガラクトース，フルクトースとして吸収される．二糖類やそれより大きな多糖類は吸収されない．グルコースとガラクトースはナトリウム－グルコース共輸送体（SGLT 1）から細胞内に輸送される（図2.16①）．それに対して，フルク

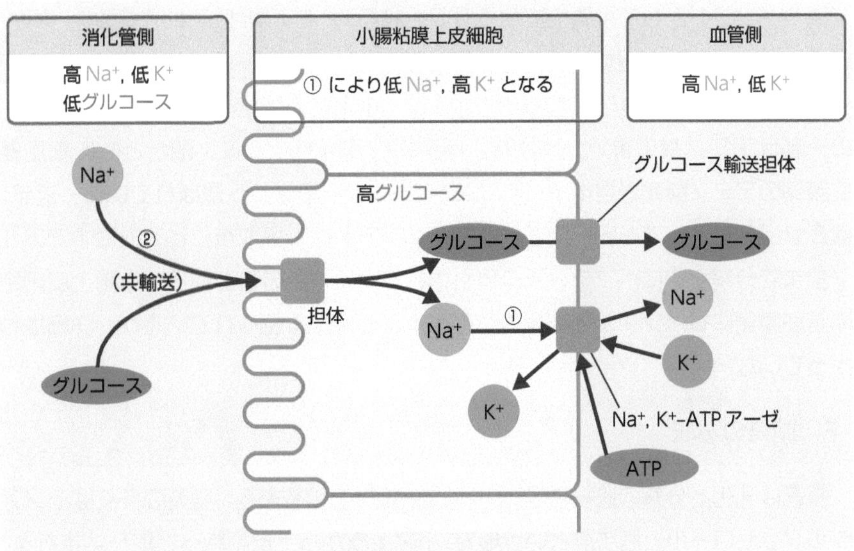

図 2.15　能動輸送による栄養素の吸収
Na^+，K^+–ATP アーゼがはたらき（①），小腸粘膜上皮細胞内は低 Na^+ となる．それによって，消化管側が高 Na^+ となり②によりグルコースもともに細胞内に取り込まれる．

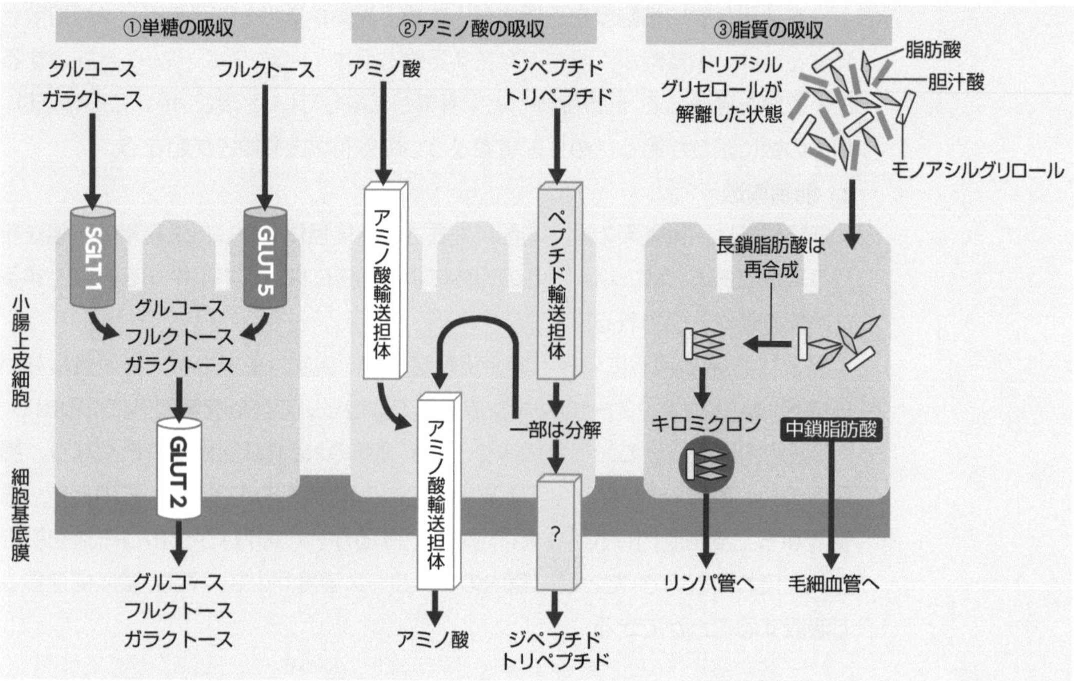

図 2.16　単糖，アミノ酸，脂質の吸収

トースは受動輸送担体であるGLUT 5によって取り込まれる．その後，単糖類は小腸上皮細胞基底膜のGLUT 2を経由して細胞外へ受動輸送（促進拡散）され，門脈系を通じて肝臓へ運ばれて代謝される．

E. アミノ酸の吸収

タンパク質はペプシンやペプチダーゼのような種々の酵素による分解後，**アミノ酸**や**ペプチド**として小腸上皮から吸収される．アミノ酸は，それぞれ酸性，中性，塩基性アミノ酸輸送担体から，そしてペプチドはペプチド輸送担体（PEPT）1から小腸上皮細胞に取り込まれる（図2.16②）．小腸上皮細胞内に運ばれたペプチドの一部はアミノ酸にまで分解され，細胞内に運ばれたアミノ酸とともに細胞基底膜側のアミノ酸輸送担体（トランスポーター）から細胞外へ運ばれていく．近年，健康食品素材としても多く流通しているペプチドは，摂取後にヒト血液中でアミノ酸まで分解せずにペプチド態で検出されている．このことから，小腸上皮細胞の基底膜側にもペプチド輸送担体が存在することが考えられているが，詳細はわかっていない．

F. 脂質の吸収

脂質は乳化と分解の過程を経て，小腸上皮へと到達する．脂質の多くはモノアシルグリセロールと脂肪酸という形で，小腸上皮から上皮細胞へと取り込まれる．

脂肪酸については，糖やアミノ酸のような小腸上皮細胞の輸送担体の存在が明らかになっておらず，単純拡散によって上皮細胞膜を通過すると考えられている．乳化された脂質は，リパーゼで分解された後，細胞内へと運ばれる（図2.16③）．細胞内に移行後，長鎖脂肪酸は再度トリアシルグリセロールを形成する，これを「再合成」という．再合成されたトリアシルグリセロールは，コレステロール，リン脂質，タンパク質などとともにキロミクロンを形成し，上皮細胞からリンパ管へ輸送される．なお，コレステロールは，小腸上皮細胞に輸送担体が存在することが明らかになっている．中鎖脂肪酸は脂肪酸のなかでは比較的水溶性であるため，糖やアミノ酸と同様に毛細血管を介して，門脈系へ輸送される．

G. ビタミンの吸収

脂溶性ビタミン(A，D，E，K)は，脂質と一緒に摂ることで吸収されやすくなる．キロミクロンを形成し，リンパ管系から吸収される．食品中のビタミンAは，プロビタミンA（植物性食品)やレチニルエステル(動物性食品)として存在している．レチニルエステルは，酵素によってレチノールへ分解後に小腸上皮細胞から吸収されるが(図2.17①)，βカロテンなどのプロビタミンAは上皮細胞吸収後にレチノールへと分解される．その後レチノールは，キロミクロンに組み込まれて輸送される．

水溶性ビタミンでは，ビタミンB群の多くは，補酵素として酵素（タンパク質）と結合しており，ビタミンB_{12}と葉酸を除くビタミンB群は，消化によって酵素との結合が切断された後に門脈系を介して吸収される．ビタミンB_{12}は胃で酵素との結合が切断された後に，タンパク質(内因子)と結合して回腸から吸収される．食品中の葉酸は，複数のグルタミン酸が結合したポリグルタミン酸型として存在

図 2.17 ビタミンAとカルシウムの吸収

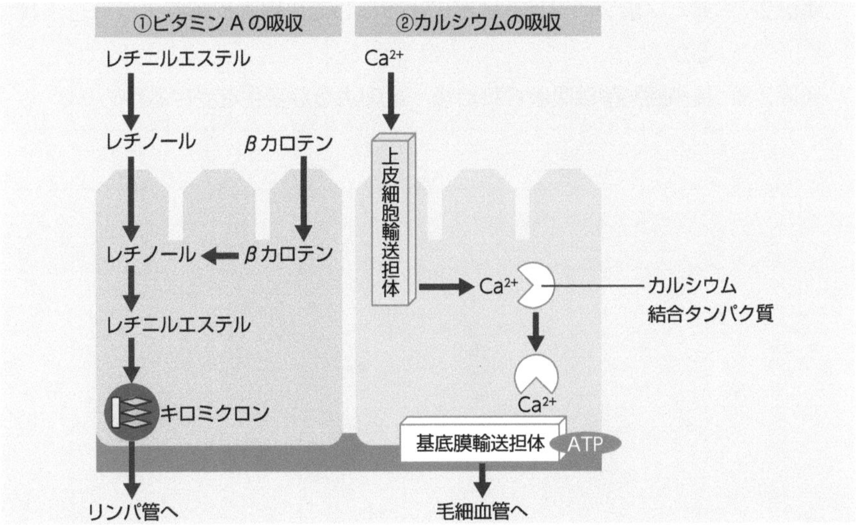

している．摂取後の葉酸は，酵素分解を受けてモノグルタミン酸型(グルタミン酸が1つ結合した状態)で吸収される．ビタミンCはそのままの形で吸収される．

H. ミネラルの吸収

食品中の**ミネラル**は，イオン化して小腸から吸収される．吸収後は，門脈系を介して輸送される．カルシウム(Ca)や鉄(Fe)も同様であり，Ca^{2+}やFe^{2+}のイオンとして吸収される．一方で，摂取後のミネラルがイオン化されにくい場合は，吸収量が低下する．カルシウムはリン(P)と結合すると不溶化し，吸収されにくくなる．また食品中の鉄は，二価鉄(Fe^{2+})へ還元されてから吸収されるために三価鉄(Fe^{3+})として存在するものは吸収効率が悪い．食肉中のヘモグロビンやミオグロビンに存在するヘムには，そのポリフィリン骨格の中央にFe^{2+}が結合しており，このヘム鉄摂取は鉄の吸収が良いと考えられている．小腸では，上皮輸送担体がミネラル(カルシウムや鉄)を細胞内へ取り込み，さらに細胞内のタンパク質と結合して基底膜へ輸送される．そして基底膜に存在する輸送担体によって血液中へ放出される(図2.17②)．

演習2-1　食物が，消化される過程で通る器管を順に書け．
演習2-2　デンプンの消化の流れについてまとめよ．
演習2-3　タンパク質の消化に必要な酵素を挙げよ．
演習2-4　水に溶けにくいトリアシルグリセロールは，どのようにして消化酵素のはたらきを受けるか．
演習2-5　門脈系およびリンパ系で吸収される栄養素をそれぞれ挙げよ．
演習2-6　グルコースが膜輸送される流れを説明せよ．
演習2-7　アミノ酸やペプチドはどのようにして小腸上皮細胞に取り込まれるか．
演習2-8　長鎖脂肪酸は吸収された後，どのような変化を受けるか．

3. 炭水化物の栄養

食品成分のうち，炭素（C）と水（H_2O）が化合したつくりをもつ物質を**炭水化物**という．炭水化物は，ヒトが消化吸収できる**糖質**（易消化性炭水化物）と消化吸収できない**食物繊維**に分けられている（図3.1）．「日本食品標準成分表2020年版（八訂）」では，炭水化物を大きく利用可能炭水化物*と食物繊維および糖アルコールに分けて収載している．利用可能炭水化物とはエネルギーとして利用できる炭水化物のことであり，およそ糖質と等しい．糖アルコールは糖質の誘導体であり，一部がエネルギーとして利用できる．また，一部の食品を除き，炭水化物は「差し引き法による炭水化物」としても収載されている．これは，食品100gから，水，タンパク質，脂質および灰分の合計重量を差し引いて求めたものである．

＊ 主要な食品についてデンプンや糖類を直接分析または推計し，単糖換算した合計量を利用可能炭水化物（単糖当量）として収載している．

また，「日本人の食事摂取基準（2020年版）」では，炭水化物と食物繊維の目標量が策定されている．

3.1 糖質の種類と構造

糖質は，**多糖類**，**少糖類**，**二糖類**，**単糖**に分類される（図3.2）．日常，私たちが最も多く摂取しているのは多糖類のデンプンである．また，砂糖として用いられているスクロース（ショ糖）や牛乳などに含まれているラクトース（乳糖）などは

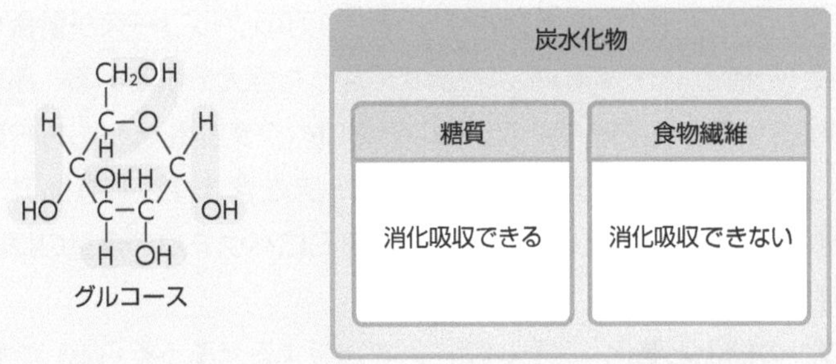

図3.1 炭水化物の構造例と食物繊維と糖質
グルコースは分子式で表すと$C_6H_{12}O_6$で，$C_6(H_2O)_6$と表現でき，炭素と水分子（　）が結合したつくりになっている．

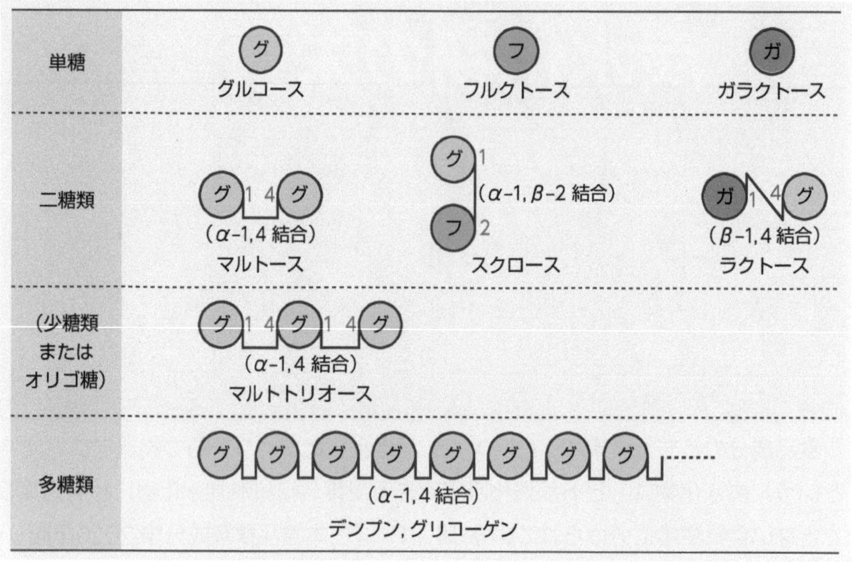

図 3.2　おもな糖質と分類

二糖類である. 単糖類は, 糖質の性質をもった最小の分子であり, 二糖類や少糖類, 多糖類の材料となっている. 単糖には, ぶどうに多く含まれているグルコース(ブドウ糖)や果実類やはちみつに多いフルクトース(果糖)がある. また, 単糖や二糖を合わせて糖類という.

A. 多糖類

10以上の単糖が次々と結合（重合）したものが**多糖類**であり, 栄養学的には**デンプン**と非デンプン性多糖類に分けることができる. ヒトが消化酵素で消化（分解）し, 吸収できる多糖類は, おもに植物がつくるデンプンである. 非デンプン性多糖類のほとんどは消化吸収できず, 食物繊維（難消化性炭水化物）に分類される. 動物由来の**グリコーゲン**は, デンプンと同様に消化吸収できる.

a. デンプン

デンプンは, ヒトが食物から摂取している主要なエネルギー源である.

(1) アミロースとアミロペクチン　デンプンは**アミロース**と**アミロペクチン**からなる（図3.3）. アミロースは, 1,000個程度のグルコースが直鎖状に重合した構造をしている. アミロペクチンは, 1万～10万のグルコースが重合し, 多くの枝分かれした構造（分枝構造）により房状になった巨大分子である. ふつうのデンプンは約25 %のアミロースと75 %のアミロペクチンを含む. もち米やもちとうもろこし, 大麦などのデンプンはアミロースを含まず, 100 %アミロペクチンからなるデンプンである. アミロースとアミロペクチンの含量の違いは, デンプンの性質に影響する.

(2) デンプンの糊化と老化　硬い精白米を炊飯するとふっくらとした軟らかい

図 3.3　デンプンとグリコーゲンの構造

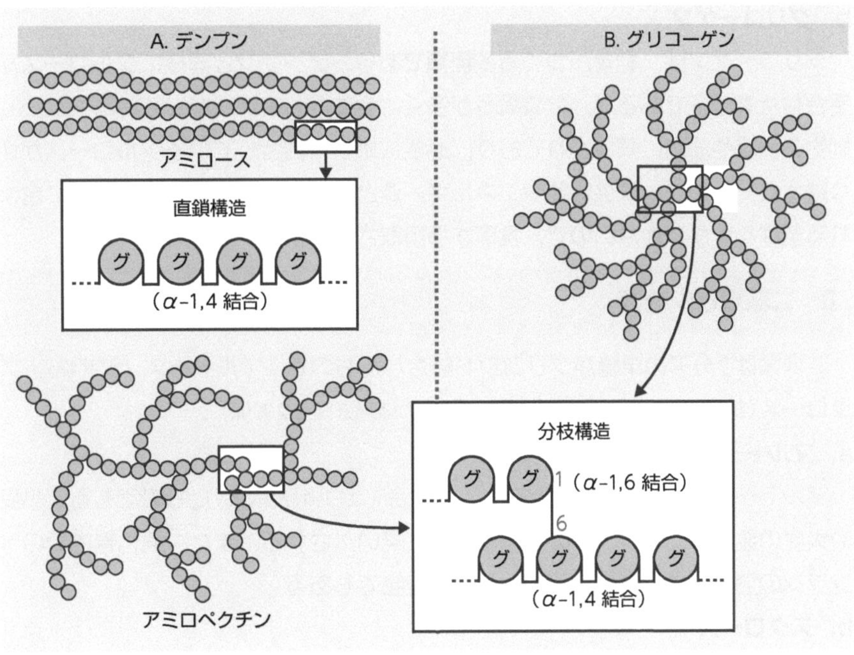

ご飯ができる．このように，植物に含まれる生デンプンは，水で加熱すると膨潤するとともに粘性が増し，さらに加熱を続けると半透明の糊状になる．この現象を**糊《こ》化《か》**(**α《アルファ》化《か》**)という(図3.4)．糊化は，デンプンの分枝構造の隙間に水分子が入り込むことによって，構造が緩くなった状態である．このため，アミロペクチンの多いデンプンは糊化すると柔らかく，粘性の高い“ネバネバ”の状態になる．また，糊化デンプンになると，消化酵素の作用を受けやすくなるため，消化されやすい．

糊化デンプンを長時間低温に放置すると，デンプン分子内に入り込んでいた水分子が抜け出し，分枝構造の部分で会合*が起こり，堅く固まる．この現象を**老化**(**β化**)という．老化したデンプンは消化されにくくなる．

＊　分枝部分が密に集まること

図 3.4　デンプンの糊化と老化
＊ 98℃，20 分間以上

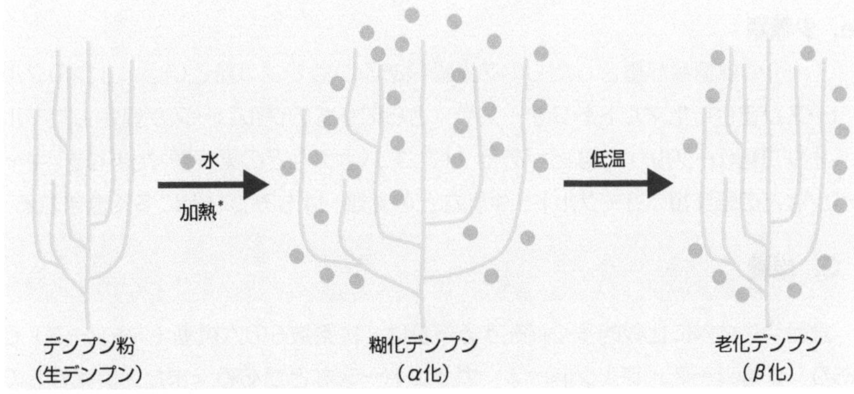

b. グリコーゲン

グリコーゲンは，動物がつくる多糖類である．デンプンと同様にグルコースが重合した高分子であるが，**分枝構造**が多く，全体として球状をしている（図3.3）．動物の肝臓や筋肉に**蓄積**されており，必要に応じて結合しているグルコースが切り離され，グルコース供給源やエネルギー源として使われる．通常，食品に含まれる量はわずかしかないので，食事から摂取される量は少ない．

B. 二糖類と少糖類

二糖類は2分子の単糖がグリコシド結合したもので，**マルトース**（麦芽糖），**スクロース**（ショ糖），**ラクトース**（乳糖）などがある（図3.2参照）．

a. マルトース

マルトースは，**2分子のグルコース**が結合（α-1,4結合）したものである．小麦や大麦の発芽中にデンプンの分解物として見いだされる．また，消化管内でのデンプンの消化によって生じるおもな消化産物でもある．

b. スクロース

スクロースは，**グルコースとフルクトース**が結合（α-1, β-2結合）したものである．強い甘味をもち，**砂糖**として用いられている．糖質の摂取量としては，デンプンに次いで多い．また，化学的には還元性*がない糖質である．

* ある化合物から酸素原子を取り去ること，または水素原子を与えることを還元という．ほかの物質を還元する性質を還元性という．

c. ラクトース

ラクトースは，**ガラクトースとグルコース**が結合（β-1,4結合）したものである．人乳や牛乳に含まれる糖であり，乳児の主要な糖質源となっている．乳児期までの小腸にはラクトースを消化するための消化酵素（ラクターゼ）が多く存在し，ラクトースを消化できる．

d. その他の二糖類

トレハロースは，**2分子のグルコース**が結合（α-1,1結合）したものである．通常使用されているのは化学的に合成されたものである．高い保水性を利用して**食品添加物**としてさまざまな食品に利用されている．

e. 少糖類

3～9の単糖類が重合したものを**少糖類**あるいは**オリゴ糖**という．3つのグルコースが重合したマルトトリオースや，さらに多くのグルコースが重合したマルトオリゴ糖（α-グルカン）などがある．リンゴ，バナナなどの果実類，たまねぎ，キャベツなどの野菜類，ヨーグルト，牛乳などの乳類，はちみつなどに多く含まれる．

C. 単糖

食品や生体内に比較的多く存在する**単糖**は，炭素数6の六炭糖（ヘキソース）であり，**グルコース**，**フルクトース**，**ガラクトース**などがある．また，炭素数5の

糖質の化学

単糖は，分子内に複数のヒドロキシ基（－OH）と1つのカルボニル基（アルデヒド基 －CHOまたはケトン基 ＝CO）をもっている（図3.5参照）．グルコースのように**天然では環状**で存在する単糖類もあり，それらは環状構造式で表すことが多い．また，炭素数や立体構造の違いから数多くの種類がある．たとえば，同じ単糖であっても，1位の炭素に結合した－OHの向きが異なる2種類の**立体異性体**が存在するため，α型とβ型として区別している．環状構造式では，α型は1位の炭素に結合した－OHが下向きに，β型は1位の炭素に結合した－OHは上向きに表される．α型とβ型には生物学的利用性に違いがある．なお，D-グルコースはエネルギー源として利用できるが，鏡像異性体のL-グルコースはそれができない．

五炭糖（ペントース）もある．

a．グルコース（図3.5）

グルコースは，細胞の**エネルギー源**として栄養学的に最も重要な単糖である．特に，脳や神経，赤血球などのグルコースしか利用できない組織にグルコースを安定的に供給できるかどうかは，生命維持や活動にとって重要である．私たちが摂取しているグルコースの多くは，多糖類や二糖類の消化によって生じたものである．体内では，ほかの糖質や乳酸，アミノ酸などからつくられている．そして血液のグルコース（血糖）やエネルギー貯蔵のためのグリコーゲンの材料などに利用される．

b．フルクトース（図3.5）

フルクトースは，糖類のなかでは最も**甘味度が高い**．特に，低温ではスクロースの2倍近い甘味度であり，フルクトースを含む混合液が清涼飲料水などの甘味料（果糖ぶどう糖液糖）として多用されている．

c．ガラクトース

ガラクトースは，ラクトースや多糖類の構成糖として存在している．体内では赤血球表面や消化管粘液の成分として存在している．ガラクトースを食品から単独で摂取することはほとんどない．

d．リボースとデオキシリボース

リボースと**デオキシリボース**は，遺伝子の構成成分である**ヌクレオチド**の一部として利用されている．これらはグルコースからもつくられる．

e．その他の糖質

単糖や二糖類などの化学構造の一部が変化したものを**誘導糖質**という．リン酸化（リン酸が結合すること）されたグルコースリン酸やフルクトースリン酸は体内の化学反応にかかわっている．**糖アルコール**には，ソルビトールやキシリトール

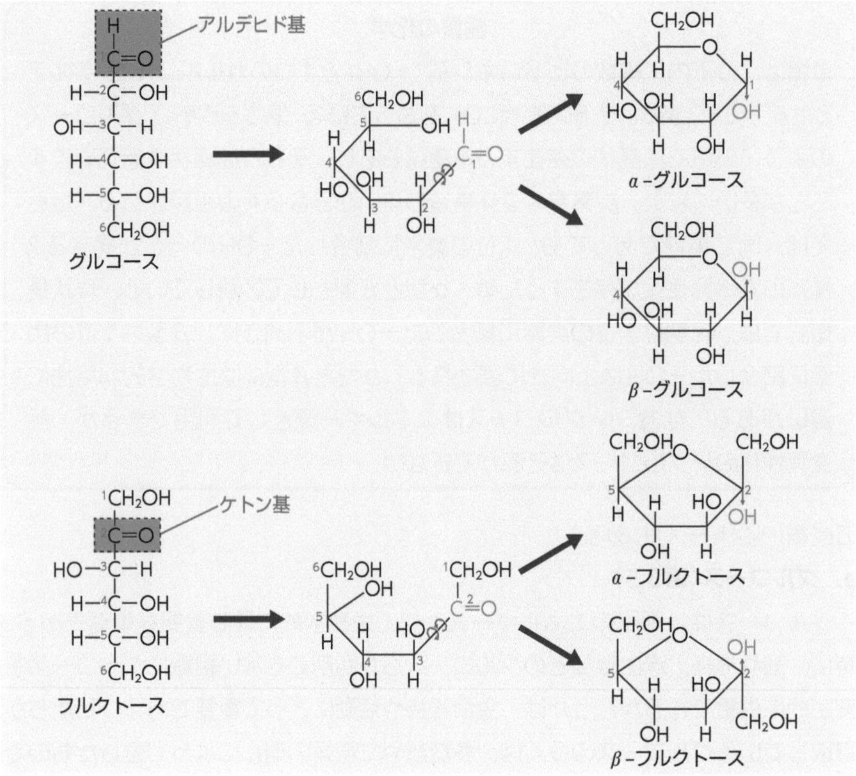

図 3.5　グルコースやフルクトースは環状構造になる

などの甘味をもつものがあり，う歯（虫歯）をつくりにくい性質もあるので，人工甘味料として使用されている．また，酸性糖であるウロン酸には食物繊維の成分であるものが多い．

3.2　糖質の体内代謝

A. 糖質のはたらき

私たちが摂取している糖質の大部分はデンプンであり，これに砂糖として摂取されるスクロースや少量の単糖が加わる．摂取した糖質は消化管内で消化され，体内には単糖として吸収される．

a. 吸収されたグルコースは血糖として体内を運ばれる

吸収されたグルコースは，門脈を経て肝臓に入り，一部が代謝されるとともに残りは血糖（血液中のグルコース）として体内を巡り，各組織に取り込まれる．組織に取り込まれたグルコースは細胞のエネルギー源として利用される（図3.6）．食後の消化吸収が続く間は，体内には多量のグルコースが流入するので，エネル

図3.6　吸収されたグルコースの体内での動き
←食後の動き
←食間の動き

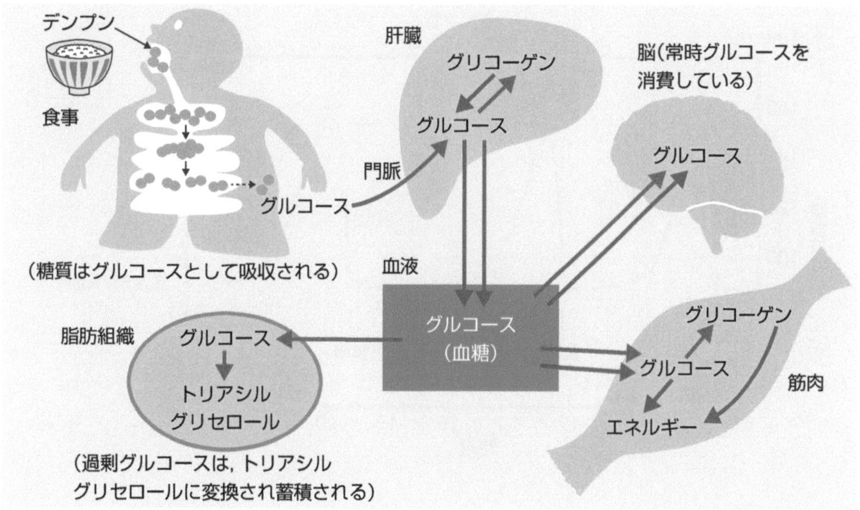

ギーとして利用しきれないグルコースは貯蔵に回される.

b．食後には血糖からグリコーゲンがつくられる（肝臓と筋肉で同時に起こる）

食後の肝臓では，流入する多量のグルコースからの**グリコーゲン合成**が加速して，肝臓に蓄積されるグリコーゲン量は増加する．しかし，肝臓のグリコーゲン蓄積量はそれほど多くなく，1回の食事で約50 g程度である．また，筋肉でもグリコーゲン合成が加速する．筋肉では重量あたりのグリコーゲン量は1～2％とそれほど多くはないが，筋肉量が多いので体全体のグリコーゲン蓄積量は約200～300 g/日になる．

c．食間にはグリコーゲンが使われる（肝臓と筋肉で役割が異なる）

食後数時間経つと，食後に蓄積した**肝臓グリコーゲン**が分解され血糖供給に利用される．一方，**筋肉グリコーゲン**は血糖供給に利用できない．これは，筋肉ではグリコーゲンをグルコースにまで戻すことができないからである．筋肉グリコーゲンは，活動時の筋肉細胞のエネルギー源として利用される．

d．インスリンは血糖を下げる唯一のホルモンである

著しく変化する食後を除いて，血糖は，ほぼ一定（80～100 mg/dL）に調節されている（図3.7）．この**血糖調節**は，ホルモンが関係している（図3.8）．食後，吸収されたグルコースにより血糖値は急激に上昇し，約30～60分で最大値に達する．このとき，膵臓から**インスリン**が血液中に分泌される．インスリンは血液中からグルコースを細胞内に取り込みグリコーゲン合成を促進するホルモンであり，肝臓と筋肉の細胞に作用する．肝臓と筋肉で同時に起こるグリコーゲン合成により，上昇していた血糖は徐々に低下し，2時間程度で食事前の値に戻る．

e．グルカゴン＊とアドレナリンは血糖を上げるホルモンである

＊　近年はアミノ酸代謝に関連するホルモンとされる．

血糖は，細胞のエネルギー源として常に消費されている．食事による体外から

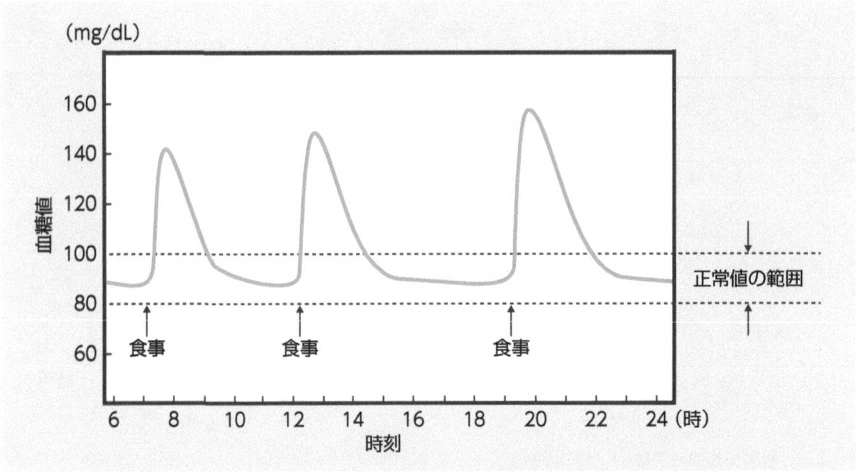

図 3.7　1日の血糖値（血液中のグルコース濃度）の変化
血糖値は，食後に一過性に上昇するが，2〜3時間後には元に戻る．

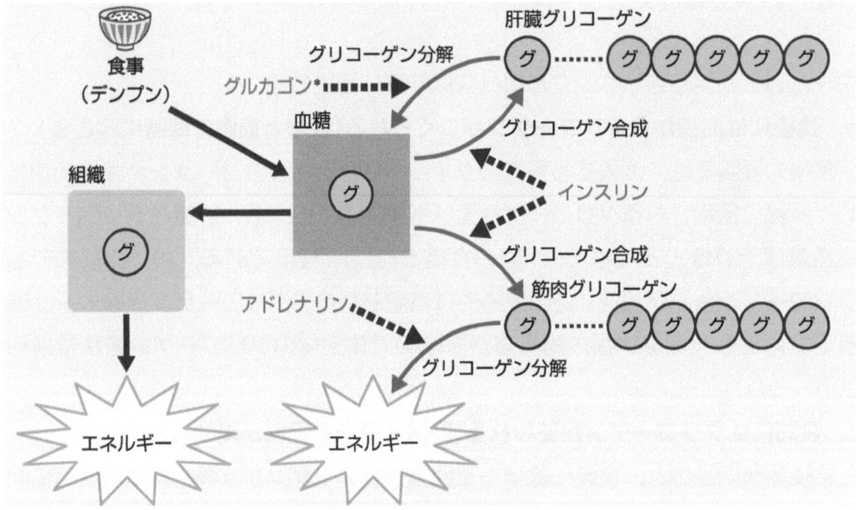

図 3.8　グリコーゲンの役割と関与するホルモン
グ：グルコース．
インスリンは肝臓と筋肉でのグリコーゲン合成，血液中から筋肉へのグルコースの取り込みを活性化する．
＊　グルカゴンについては，近年，血糖値上昇作用というよりは，アミノ酸代謝に関連するホルモンとの研究結果となっている．

のグルコース供給がなくなれば血糖は低下するが，このとき膵臓からグルカゴンが分泌される．**グルカゴン**は，これまで肝臓グリコーゲンの分解を促進し，生じたグルコースが血糖として供給され，血糖は一定に維持されるとされてきたが，近年は血糖値を上昇させた後，下げる作用をもち，単純なインスリン拮抗ホルモンではないとされている．

筋肉グリコーゲンの分解に作用するホルモンは，副腎から分泌されおもに筋肉細胞に作用する**アドレナリン**である．アドレナリンの作用により，筋肉細胞内でグリコーゲンが分解され，エネルギーとなるグルコース6-リン酸が供給されるので，筋肉細胞が取り込む血糖は少なくなる．すなわちアドレナリンは，結果的には血糖維持に寄与することになる．

f. 血糖調節は脳の維持のため

脳は，エネルギー源として利用するグルコースを血糖に依存している．このため，脳がグルコース不足にならないように血糖は一定に維持されなければならない．血糖調節は，脳を維持するために調節されているといっても過言ではない．脳は基礎代謝量の約20％を消費する．たとえば，基礎代謝量が1,500 kcalであれば，脳の維持に必要なグルコース量は約75 g/日となる．脳以外の組織もグルコースを消費する（約25 g以上/日）ので，1日のグルコース必要量は約100 gと推定されている．すなわち，脳の維持に必要な糖質摂取量は1日100 gとなる．しかし，実際には生活活動のためのエネルギーも加わるので，これよりも相当多い量を摂取しなければならない．

B. 糖質とエネルギー代謝

a. エネルギー代謝とは

ヒトは，食物成分のエネルギーを体内での化学変化によって利用可能なエネルギーに変換し，生命活動や生体成分をつくるために利用している．体内で起こる化学反応は，単独で起こることはむしろ希であり，通常はいくつかの化学反応が連続して起こる．細胞や組織，あるいは体全体で起こっているさまざまな化学反応のネットワークをまとめて**代謝**という．また，化学物質に特有の一連の化学反応を経路という．体内の代謝のほとんどは，エネルギーを産生するような**異化（分解）**か体成分をつくるような**同化（合成）**に分類される．

b. 糖質から産生されるエネルギー量は1 gあたり約4 kcalである

グルコース（$C_6H_{12}O_6$）を燃焼すると，熱エネルギーとともに二酸化炭素（CO_2）と水（H_2O）が発生する．この燃焼反応は次による（図3.9）．

$$C_6H_{12}O_6 + 6\,O_2 \rightarrow 6\,CO_2 + 6\,H_2O + \text{エネルギー}$$

燃焼によって発生するグルコースの熱エネルギー量は1 gあたり約4 kcalである．一方，ヒトはグルコースを代謝してエネルギー源として利用し，CO_2とH_2Oを排出している．ほとんどの糖質は，体内では最終的にグルコースとして酸化されるので，糖質のエネルギー量も1 gあたり約4 kcal（**アトウォーター係数**）

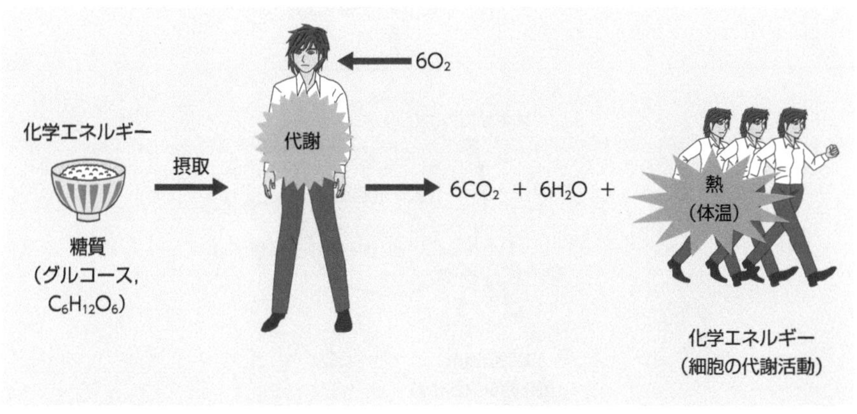

図3.9 食物からのエネルギー産生は燃焼（酸化）である

となる．体内での酸化で発生するエネルギーは，体温維持，細胞の代謝活動や生活活動に利用される．

c. 糖質代謝の概観

糖質代謝の中心は，グルコースの異化経路である**解糖系**とそれに続く**クエン酸回路**である（図3.10）．この一連の代謝により，グルコースはCO_2とH_2Oにまで分解される．このとき，エネルギー物質である**ATP**（アデノシン三リン酸）を産生する．また，グルコースの代謝経路にはペントース-リン酸回路という迂回路があり，核酸の材料であるペントースあるいは脂肪酸やコレステロール合成に必要な物質（アセチルCoAやNADPH）の供給源としての役割も担っている．

(1) 解糖系ではグルコースが二分割される　**解糖系は細胞質**にあり，グルコースがリン酸化された後に，二分割されて2分子の**ピルビン酸**ができるまでの代謝経路である．この経路では，グルコース1分子から実質2分子のATPが産生される．また，解糖系は**酸素**があってもなくても進行する．これは解糖系の重要な特徴である．たとえば，急激な運動をした時には筋肉の細胞が一時的に酸素不足（嫌気的）になるが，解糖系によりATPを供給できる．嫌気的条件では，ピルビン酸はクエン酸回路に入らず，乳酸に変換される．また，赤血球には解糖系しかないため，ピルビン酸は乳酸に変換される．

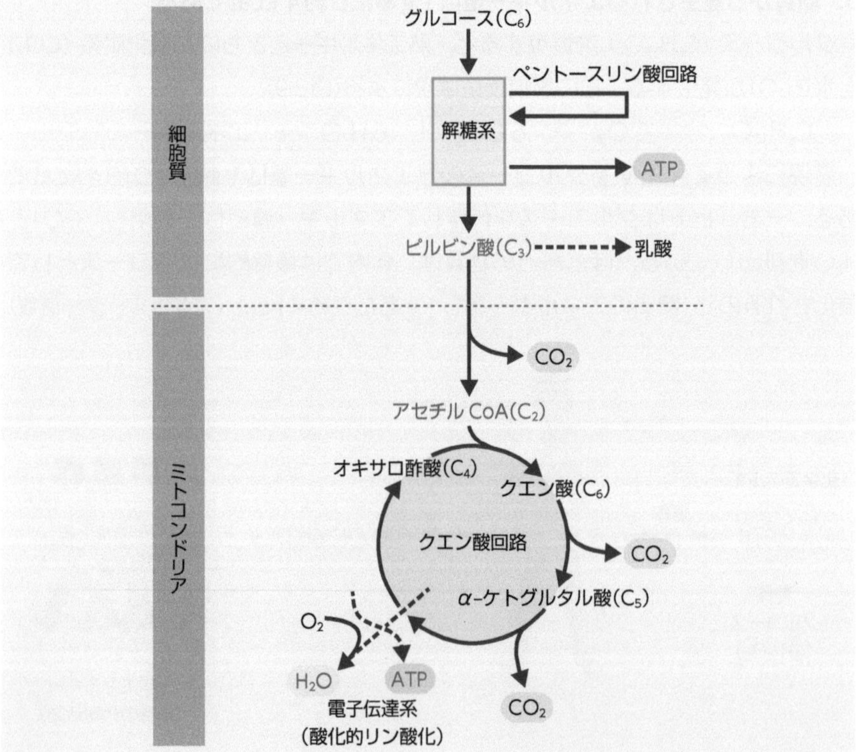

図3.10　糖質代謝の概観
糖新生経路は示していない．図3.11参照．

(2) ピルビン酸からアセチルCoAができる　酸素が十分にあれば（好気的条件），細胞質で生じたピルビン酸は**ミトコンドリア**に入り，ピルビン酸の炭素が１つ切り離されて**アセチルCoA**になる．切り離された炭素はCO_2になる．この反応は，一方通行（不可逆反応）であり，糖質代謝の調節に関与している．

(3) クエン酸回路が動くと多くのATPができる　クエン酸回路はミトコンドリア内にあり，アセチルCoAとオキサロ酢酸が結合し**クエン酸**ができ，それが順次代謝され再びオキサロ酢酸になるまでの代謝経路である．この経路は，酸素が十分にあるときに働き，アセチルCoAだけが酸化されてCO_2 とH_2Oができる．同時に，クエン酸回路とつながりのある電子伝達系と酸化的リン酸化反応により多くのATPができる．グルコースが解糖系とクエン酸回路で代謝されると，全体で**32分子のATP***ができる．クエン酸回路は，グルコースだけでなく脂肪酸やアミノ酸に共通の最終的な代謝経路でもあり，体内代謝の中心的役割をしている．

＊　肝臓，腎臓，心臓のミトコンドリアでは32分子だが，骨格筋や脳，褐色脂肪組織では30分子である．

d．糖新生（グルコースをつくる経路）

グルコース代謝の中間物質（ピルビン酸など）や乳酸，アミノ酸，グリセロールからのグルコース合成を総じて**糖新生**という（図3.11）．糖新生は，体内でグルコース不足が起きないように血糖を維持するための重要な代謝反応である．

(1) 糖新生は肝臓で起こる　糖新生は解糖系の逆反応を利用するが，解糖系のうち3か所が不可逆反応のため，それを迂回する反応がある．このうちの一つの反応にはクエン酸回路もかかわっている．また，グルコースをつくる最終反応も解糖系とは別の反応であるが，この反応は**肝臓**と一部が腎臓で起こる．そのため

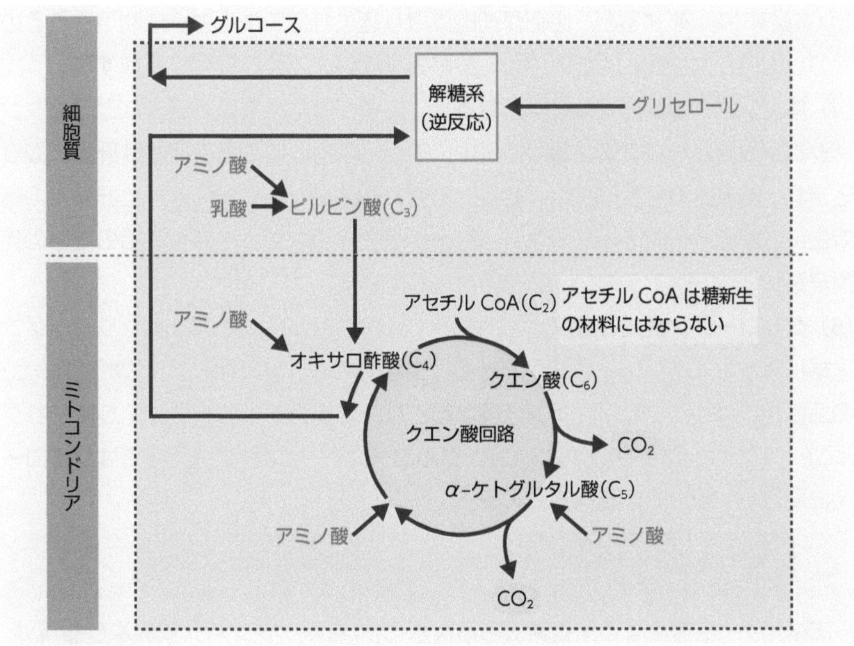

図3.11　糖新生の概観
糖新生は，糖質ではない物質からグルコースをつくる代謝反応の総称である．

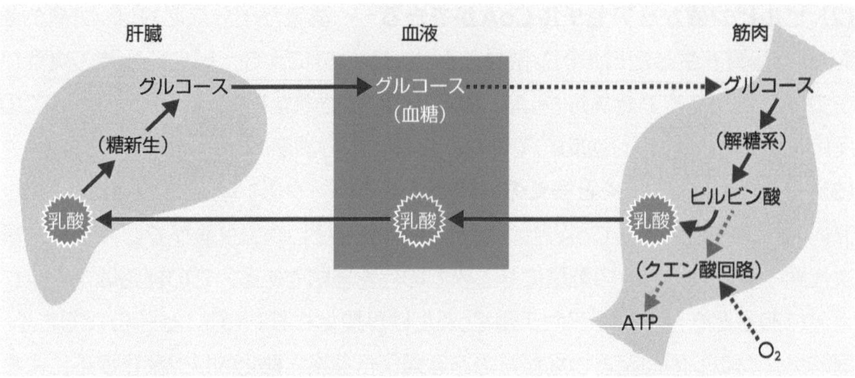

図 3.12　筋肉でできた乳酸は糖新生の材料になる(コリ回路)

ほかの組織は血糖供給できない.

(2) アセチルCoAは糖新生の材料にはならない　クエン酸回路は，糖新生の材料を供給する経路でもある．しかし，アセチルCoAは糖新生の材料にはならない（グルコースに変換されない)．これは，ピルビン酸からアセチルCoAへの変換反応が不可逆反応であることに加え，クエン酸回路ではアセチルCoAが分解されてしまうためである.

(3) 筋肉でできた乳酸は肝臓でグルコースになる（コリ回路）　急激な運動をした後は，筋肉内に**乳酸**が蓄積する．乳酸は血液中に放出され，肝臓に取り込まれた後，糖新生により血糖となる．この筋肉と肝臓の間での乳酸の代謝のつながりを**コリ回路**という(図3.12)．コリ回路をうまく利用した乳酸除去方法が，スポーツの現場で行われている．激しい運動の後，乳酸が再び蓄積しない程度の軽い運動（有酸素運動）をすると，血糖が筋肉に取り込まれてエネルギーに利用されるのでコリ回路がより働き，筋肉内の乳酸除去が進むので筋肉疲労が軽減する.

(4) 体タンパク質は血糖の材料である　血糖が少なくなると筋肉などの**体タンパク質**が分解され，**アミノ酸**が血液中に放出される．このアミノ酸は肝臓に取り込まれ，糖新生の材料に利用される．筋肉での体タンパク質の分解と肝臓での糖新生には解糖系も関与しており，これらが相互につながった血糖供給のための代謝経路(グルコースアラニン回路)が形成されている.

(5) グリコーゲン合成と分解　摂食時では，グルコースが次々とグリコーゲン末端に重合してグリコーゲンができる．空腹時では，分解酵素（ホスホリラーゼ）の活性化によってグリコーゲン分解が起こり，端からグルコースが切り離されグルコース1-リン酸となる（図3.13)．グルコース1-リン酸は，肝臓ではグルコースに戻され，筋肉では解糖系に入る.

C. 糖質エネルギー比率（炭水化物%エネルギー）

エネルギーを産生する栄養素である炭水化物(糖質)，タンパク質および脂質は,

図 3.13　グリコーゲンの合成と分解
グ：グルコース，P：リン酸，グ－UDP：最終的なグリコーゲン合成の材料

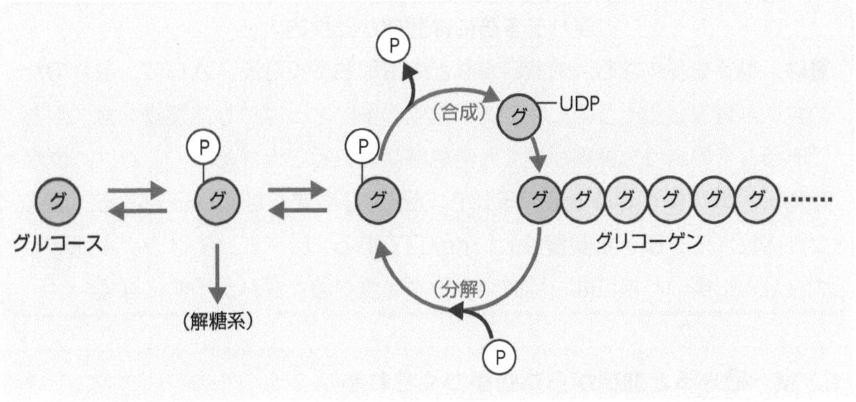

それぞれのエネルギーバランス（エネルギー比率）が生活習慣病の発症予防やその重症化予防に直接かつ深く関与している．日本人の食事摂取基準（2020年版）では，**炭水化物エネルギー比率**（炭水化物%エネルギー）として目標量が設定されている．炭水化物%エネルギーは，次の式で求める．

炭水化物%エネルギー

＝(炭水化物量(g)×4（kcal/g)/ 総エネルギー摂取量(kcal)×100

炭水化物には食物繊維も含まれるが，食物繊維が産生するエネルギーは小さいので，利便性などの観点から炭水化物のエネルギー換算係数には糖質と同じアトウォター係数4 kcal/gを用いる．なお，日本人の食事摂取基準（2020年版）の炭水化物の%エネルギーには，アルコールから摂取されるエネルギーも含まれている．アルコールには，エネルギー換算係数7 kcal/gを用いる．

D．糖質が不足すると

糖質のみならず脂質（脂肪酸），タンパク質（アミノ酸）も，代謝の最終段階でクエン酸回路を利用している．そのため，各栄養素からのエネルギー産生量はバランスよく調節されている．しかし，糖質の摂取量が不足すると，たちまちそのバランスが崩れる．アミノ酸は，糖質不足時のグルコース供給の大部分を占めている．このため，糖質が不足すると体タンパク質が失われることになる．

たとえば，ダイエットをしようとして誤った食事制限をすると体重が減少するが，その大部分は体タンパク質の損失による．また，エネルギーをトリアシルグリセロール（中性脂肪）から供給するために，トリアシルグリセロール分解が亢進する．糖尿病の治療のために糖質を制限するとトリアシルグリセロールの分解が著しく亢進し，アセチルCoAが過剰に合成される．処理できないアセチルCoAからケトン体が多くでき，アシドーシスの原因となる．

夏バテ予防には豚肉が効果的！

夏は，糖質を多く含む清涼飲料水などの摂取も多くなる．さらに，暑さのため食欲が減退し，そうめんなど炭水化物の多いさっぱりした食物を食べがちである．このような食事が続くと倦怠感が現れることがある．これは，炭水化物の摂取が多くなるとビタミンB_1が不足しやすくなるからである．成人女性のビタミンB_1の推奨量は1.1 mg/日である．ビタミンB_1はウナギ，豚肉，大豆などに多い．夏には，豚肉やウナギを食べると夏バテ予防になる．

E. 食べ過ぎると血糖から脂肪がつくられる

肝臓と筋肉のグリコーゲンや血糖を合わせても，体内に貯蔵できる糖質の量は体重の0.5 %程度とわずかしかない．食事を摂り過ぎると，蓄積できるグリコーゲン量を簡単に超えてしまう．過剰に吸収されたグルコースは**脂肪細胞**に取り込まれ，トリアシルグリセロールに変換されて蓄積される（図3.6参照）．糖質の摂取過剰は脂肪蓄積の大きな要因となり，さらに，糖質摂取により分泌されるインスリンは脂肪合成を高めるようにはたらくため，肥満を招きやすい．

3.3 他の栄養素と糖質の関係

糖質，脂質，タンパク質の代謝はそれぞれが相互につながっている．さらに，ビタミンやミネラルも代謝調節に深く関与している．

A. タンパク質節約作用

糖質からのエネルギー供給が十分であれば，タンパク質からのエネルギー供給は少なくてすむ．そのぶん，摂取したタンパク質を体タンパク質合成のために有効に使えるようになる．糖質によりタンパク質利用効率が高くなる現象を**糖質のタンパク質節約作用**という．

B. 糖質代謝で消費の多いビタミンB_1

ビタミンB_1は，グルコース代謝で多く消費されるビタミンである．このため，糖質の摂取が多くなると糖質代謝で消費されるビタミンB_1量も多くなり，ビタミンB_1の必要量が増加する．もし，糖質摂取量に合わせてビタミンB_1を多く摂取していないと不足することになる．ビタミンB_1不足では，グルコースからのエネルギー産生が低下するので，全身性の倦怠感が現れる．

3.4 糖質を多く含む食品

A. デンプンの多い食品

デンプンの多い食品には，**穀類**，**いも類**，**豆類**がある（表3.1）．穀類は，私たちの食生活において摂取量の最も多い重要な食品である．米は主食であり，米のデンプンは最も摂取量の多いデンプンである．小麦のデンプンは，小麦粉としてパン類，うどんやパスタなどの麺類，菓子類など多くの食品に利用されている．とうもろこしのデンプンは，コーンスターチとして食材に利用されるほか，糊やベビーパウダーなどの素材としても利用されている．じゃがいものデンプンは糊化温度が低く，とろみが強いので，片栗粉の代替品（じゃがいもデンプン）として使用されている．

B. 食事摂取基準との比較

日本人の食事摂取基準（2020年版）では，成人女性（18～29歳）の炭水化物の目標量は50～65％エネルギーである．令和元年度国民健康・栄養調査によれば，現在の日本人（20歳以上）の炭水化物摂取量は約249 g/日/人であり，炭水化物％エネルギーは56.4％である．これは，炭水化物の目標量とほぼ一致している．しかし，炭水化物の摂取は，量だけでなく，質についても注意しなければならな

表3.1　糖質を多く含む食品（常用量と100 g あたりの含有量）

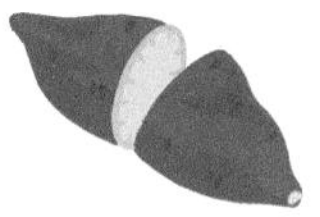

常用量あたり			100 g あたり	
食品名	1食あたりの常用量（g）	利用可能炭水化物（単糖当量）（g/常用量）	食品名	利用可能炭水化物（単糖当量）（g/100 g）
めし（精白米）	150	57.2	タピオカパール・乾	96.1
マカロニ・スパゲティ・ゆで	180	56.3	コーンフレーク	89.9
さつまいも	（中1本）　180	55.6	じゃがいもデンプン	89.8
そば・ゆで	（1玉）　200	54.0	くずきり・乾	89.6
うどん・ゆで	（1玉）　250	53.5	しょうゆせんべい	88.4
おにぎり	（1個）　120	47.6	こめ・精白米・うるち米	83.1
中華めん・ゆで	（1玉）　170	47.1	小麦粉・薄力粉	80.3
あずき・全粒ゆで	（1カップ）　200	36.4	ビーフン	79.9
ポップコーン	（1袋）　60	35.7	かりんとう	77.3
食パン	（6枚切り1枚）　60	28.9	干しぶどう	76.5

い．炭水化物の多い食事は，ともすれば食物繊維が少なく，糖質が主体となりやすい．精製された穀物や砂糖，甘味料を含む清涼飲料水などの食品は，ビタミンやミネラルが少なく，これらの栄養素の摂取不足を招きやすい．

3.5　食物繊維（難消化性糖質）の種類とはたらき

炭水化物のうち，「ヒト（人）の消化酵素では消化できない，食品中の**難消化性成分**」を**食物繊維**という．食物繊維は栄養素ではないが，生活習慣病の予防や健康とのかかわりが明らかになり，栄養学的に重要な成分として認められている．デンプン以外の植物性多糖類や動物性多糖類のキチンやキトサン*などが含まれる．藻類は炭水化物の多い食品ではあるが，その大部分は食物繊維である．また，消化吸収を免れたデンプン（レジスタントスターチ）や加工された難消化性多糖（一部の加工デンプン，難消化性デキストリン，ポリデキストロースなど），難消化性オリゴ糖なども食物繊維に含まれる．

* キチンを脱アセチル化処理したもの．酸性溶液に溶ける．

A. 不溶性食物繊維と水溶性食物繊維

食物繊維には水に溶けない**不溶性食物繊維**と，水に溶ける**水溶性食物繊維**がある（図3.14）．穀類や豆類，根菜類，果実類に多く含まれる食物繊維は，これらの成分が合わさった複合体である．日本食品標準成分表2020年版（八訂）では，食物繊維総量のみが収載されている．不溶性食物繊維と水溶性食物繊維の組成は別冊として炭水化物成分表編に収載された．

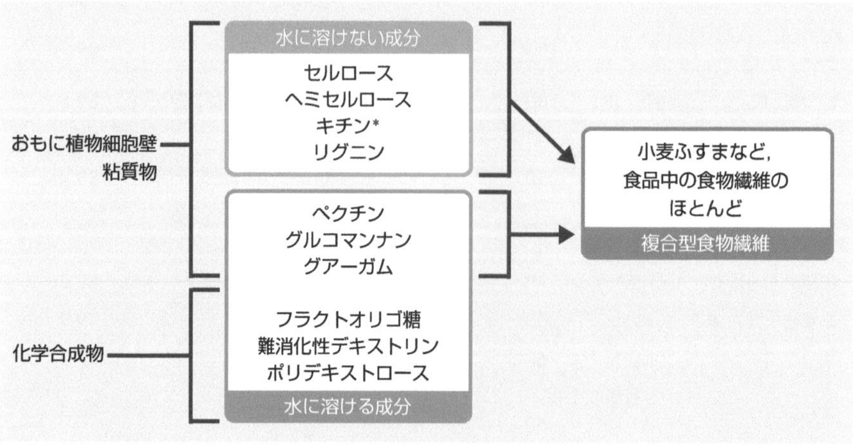

図 3.14　食物繊維とその成分
* キチンは動物性である．

図3.15　デンプンとセルロースの違い
セルロースはβ-グリコシド結合を消化できないので食物繊維である.

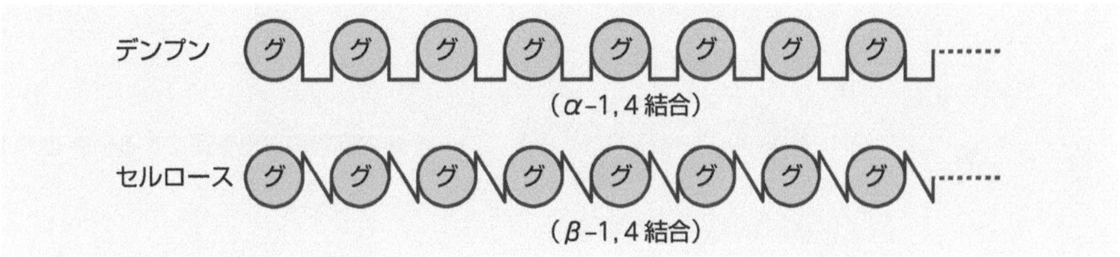

a. 不溶性食物繊維

最も多く摂取している不溶性食物繊維の成分は，植物性食品に含まれる植物細胞壁成分の**セルロース**や**ヘミセルロース**である．セルロースは，デンプンと同じくグルコースからなる多糖類であるが，グルコースの結合（β-グリコシド結合）が異なっているため消化できない（図3.15）．ヘミセルロースは，セルロースを除いた細胞壁の不溶性多糖類である．小麦ふすまなどの穀類に多く含まれる．また，えびの殻やかにの甲羅のキチンも不溶性食物繊維である．

b. 水溶性食物繊維

水溶性食物繊維には，果実類に多く含まれる**ペクチン**，植物性粘質物やガム質，海藻類に含まれる寒天，アルギン酸，カラギーナンなどが含まれる．いろいろな種類の単糖類やウロン酸などの誘導糖質が複雑に結合した構造をしている．水溶性食物繊維は，水に溶けるとドロドロの粘性をもったゲルをつくるものが多く，ジャムや寒天などの加工食品あるいは増粘剤やゲル化剤などの添加物に利用されている．また，人工的につくられたポリデキストロースや難消化性デキストリンなどが食品素材として利用されている．

B. オリゴ糖

食物繊維に含まれるオリゴ糖の多くは，人工的につくられたものであり，難消化性である．6～8分子のグルコースが環状に結合した**シクロデキストリン**，スクロースにグルコースやマルトースを結合させた**カップリングシュガー**，スクロースに1～3分子のフルクトースを結合させた**フラクトオリゴ糖**などがある．ほかにも，数種類の**難消化性オリゴ糖**が食品に利用されている．

C. 食物繊維のはたらき

a. 食物繊維の性質

食物繊維の性質は，おおまかには不溶性食物繊維か水溶性食物繊維かによって違いがある．おもに，水に溶けて粘性が増す，消化管内で胆汁酸などの吸収を抑制する，水分を保持してカサが増加する，腸内細菌によって分解発酵を受けるなどの特性がある（図3.16）．これらの特性はすべての食物繊維が共通にもっているのではなく，種類によって異なる．

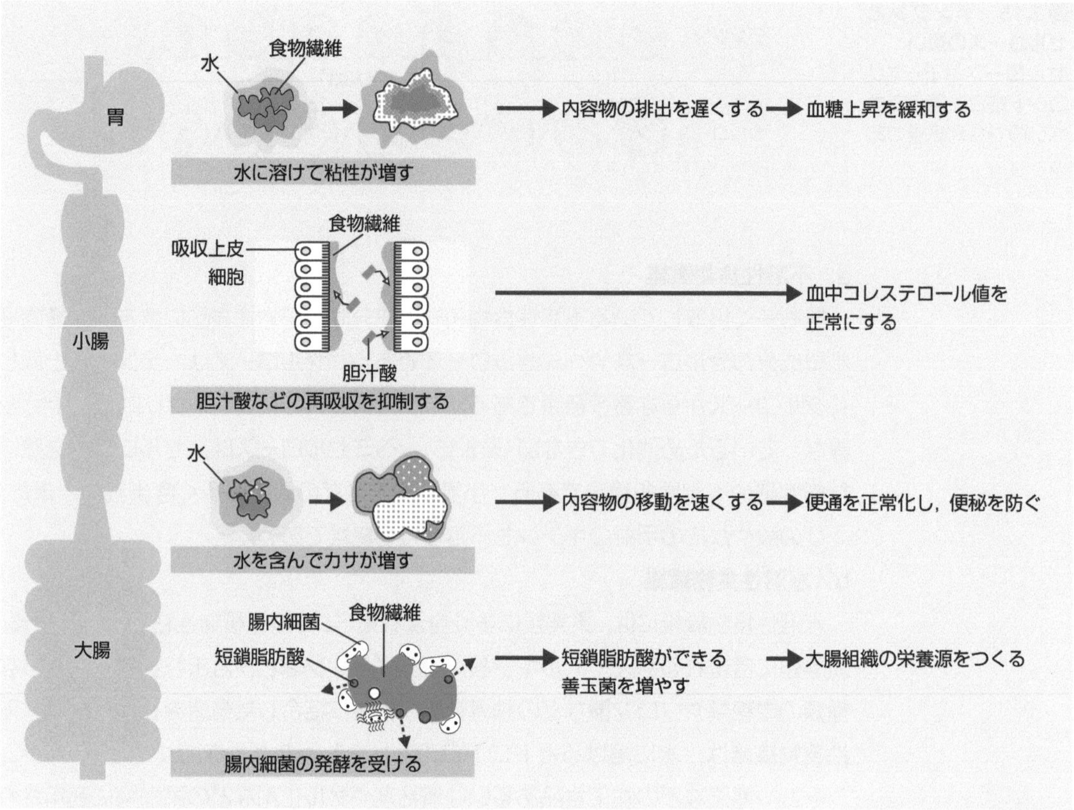

図 3.16　食物繊維のおもな性質と生理作用

b. 食物繊維の生理作用

食物繊維には，次に示すような生理作用がある（図3.16）．

①消化産物の吸収を遅らせ血糖上昇を緩和する

②血中コレステロール値を正常にする

③便通を正常化し，便秘を防ぐ

④大腸組織の栄養源をつくる

c. エネルギー源になる

水溶性食物繊維や難消化性オリゴ糖は，大腸内で**腸内細菌**により分解（発酵）されやすく，分解産物として酢酸，プロピオン酸，酪酸などの短鎖脂肪酸を生成す

表 3.2　食物繊維のエネルギー

エネルギー換算係数（kcal/g）	発酵分解率（%）	食物繊維素材
0	25	寒天，キサンタンガム，セルロース，ポリデキストロース，アルギン酸
1	25 ～ 75	アラビアガム，ビートファイバー，難消化性デキストリン
2	75 以上	グアーガム，小麦胚芽，プルラン，大豆水溶性食物繊維

る．これらの短鎖脂肪酸は吸収され，一部がエネルギー源になる．食物繊維からのエネルギー量の算出には，発酵分解率に応じて，食物繊維のエネルギー換算係数0 kcal/g，1 kcal/g，2 kcal/gのいずれかが用いられている（表3.2）．日本食品標準成分表2020年（八訂）では，食物繊維をエネルギー産生成分として，食物繊維総量のエネルギー換算係数を2 kcal/gとしている．

D．腸内細菌

大腸内には多種類の腸内細菌が生息しており，固有の腸内細菌叢《そう》を形成している．腸内細菌は，大腸内に流入する食物繊維などの未消化物を分解（発酵）している．近年，大腸内に生息する善玉菌（乳酸菌やビフィズス菌など）の増加が**整腸作用**に関与し，ヒトの健康に良い効果をもたらすことが明らかになり，注目されている．

大腸において善玉菌を刺激し，健康状態を改善する食物繊維成分を**プレバイオティクス**という．6種類のオリゴ糖（フラクトオリゴ糖，ガラクトオリゴ糖，大豆オリゴ糖，イソマルトオリゴ糖，キシロオリゴ糖，乳果オリゴ糖）がプレバイオティクス効果のある成分として，規格基準型**特定保健用食品**に使用が認められている．

3.6　食物繊維を多く含む食品

A．食物繊維を多く含む食品

可食部100 gあたりで食物繊維含量の多い食品は，藻類，豆類やきのこ類である．しかし，この含量が多くても，日常の食生活で1日の摂取量や摂取頻度が少なければ有効な食物繊維供給源とはならない．1食あたりの常用量でみると，豆

表3.3　食物繊維を多く含む食品（常用量と100 gあたりの含有量）

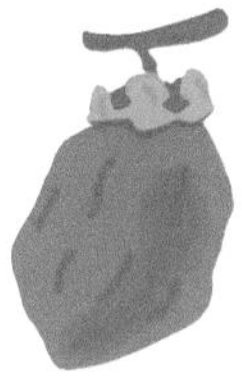

常用量あたり			100 g あたり	
食品名	1食あたりの常用量（g）	食物繊維総量（g/常用量）	食品名	食物繊維総量（g/100 g）
干しがき	70	9.80	こんにゃく・精粉	79.9
大豆・国産・乾	40	8.60	あらげきくらげ・乾	79.5
甘ぐり	70	5.95	てんぐさ・粉寒天	79.0
ひじき・乾	10	5.18	凍みこんにゃく・乾	71.3
あずき・乾	20	4.96	干しわらび・乾	58.0
おから・生	40	4.60	えごのり・素干し	53.3
切り干し大根・乾	20	4.26	干しひじき・鉄釜・乾	51.8
いんげん豆・乾	20	3.92	あらめ・蒸し干し	48.0
ポップコーン	40	3.72	大豆・おから・乾	43.6
きな粉	20	3.62	干ししいたけ・乾	41.0

類や穀類が優れた食物繊維供給源であることがわかる(表3.3).

B. 食事摂取基準との比較

精製された食品や加工食品の摂取量が増加したこともあり，食物繊維の摂取量は年々少なくなってきている．日本人の食事摂取基準（2020年版）では，生活習慣病の予防と重症化予防の観点から目標量を18 g以上/日（18～29歳女性）としている．しかし，令和元年度国民健康・栄養調査によれば，現在の日本人の食物繊維摂取量の平均値はすべての年齢階級で目標量を下回っている．たとえば，成人女性（20～29歳）の食物繊維摂取量の平均値は14.6 g/日であり，目標量を大きく下回っている．目標量に近づけるためには，食物繊維を多く含む食品を意識してとるようにしなくてはならない．また，食物繊維の効果は食物繊維の種類や供給源により異なるので，単純に量だけ満たせば十分というのではなく，多くの種類を含めて目標量を満たすことが大切である．

演習3-1　炭水化物と糖質の違いを記せ．
演習3-2　マルトース，スクロース，ラクトースを構成している単糖を挙げよ．
演習3-3　血糖値を一定に維持しなければならない理由を説明せよ．
演習3-4　肝臓グリコーゲンと筋肉グリコーゲンの役割の違いを説明せよ．
演習3-5　血糖調節とホルモンとのかかわりを説明せよ．
演習3-6　解糖系について説明せよ．
演習3-7　食事摂取基準における炭水化物%エネルギーの目標量を答えよ．
演習3-8　糖質とビタミンB_1との関係を糖代謝に着目して説明せよ．
演習3-9　食物繊維とは何か説明せよ．
演習3-10　食事摂取基準における食物繊維の目標量を答えよ．

4. タンパク質の栄養

4.1 タンパク質の構造と体内代謝

A. タンパク質の構造

肉や魚から摂取するタンパク質もヒトの身体を構成するタンパク質もその基本的な構造は同じである．タンパク質とは一般的に数百個にも及ぶ**アミノ酸**が**ペプチド結合**を介してつながった大きな分子である（図4.1）．アミノ酸のみで構成されているタンパク質を単純タンパク質という．一方，アミノ酸以外の成分を含むタンパク質は複合タンパク質といわれ，それぞれの構成成分に応じて分類されている（表4.1）．

タンパク質はアミノ酸が直鎖状に結合した分子であるが，さらに高次構造（球

図4.1　ペプチド結合とタンパク質
R：側鎖

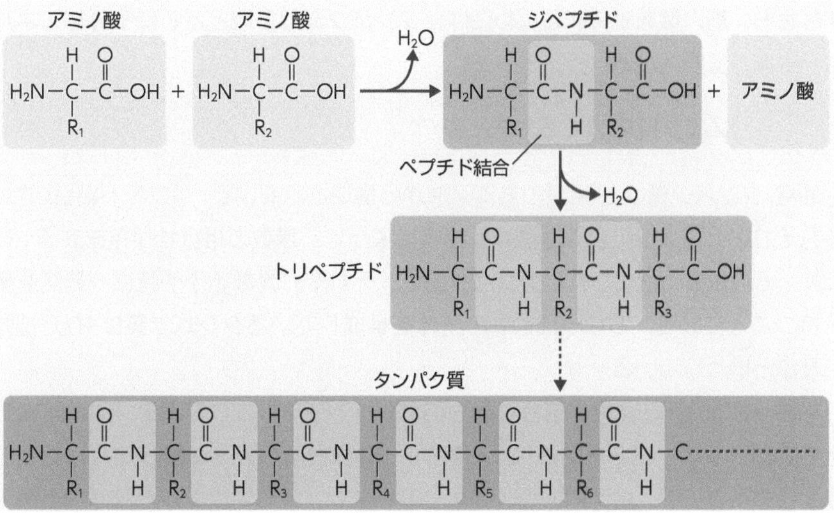

名称	アミノ酸以外の物質
糖タンパク質	糖および糖誘導体
リポタンパク質	リン脂質，コレステロール
金属タンパク質	金属イオン（鉄イオン，銅イオン，亜鉛イオンなど）
核タンパク質	核酸（DNA，RNA）

表 4.1　構成成分による複合タンパク質の分類

状，らせん状，シート状など）を形成し，個々のタンパク質に特徴的な構造をとっている．

B. タンパク質の役割

食事から摂取するタンパク質は，ヒトの**身体を構成**するタンパク質やヒトの身体を動かしていくために必要なタンパク質を作るための材料として，とても重要な役割を担っている．**筋肉**の主要な成分であることはいうまでもなく，皮膚，爪，毛髪や内臓もすべてタンパク質を構成成分として含んでいる．そして，生きていくために生体内で生じている反応をつかさどる酵素，物質輸送，貯蔵，ホルモンや生体防御にかかわる因子などもタンパク質である．ヒトの身体を構成する成分で最も多いのが水分（60％）で，それに次いで多いのがタンパク質であり，15％程度を占めている．

さらにタンパク質は，**エネルギー源**としても利用される．1 gのタンパク質は**約4 kcal**のエネルギーを生じる．食事からの総エネルギー摂取量が不足している場合や疾病により糖質を利用できない場合には，摂取したタンパク質の多くはエネルギー源として消費され，身体の構成成分としての利用割合は減少する．そしてエネルギー不足の状態が長期間続くと，身体を構成している筋肉が分解され，筋タンパク質はエネルギーとして消費され，結果として筋肉はやせ細ってしまう．すなわち，筋肉量を維持するためには，タンパク質の摂取とともに十分なエネルギー摂取が重要となる．

C. 体タンパク質のつくられ方

通常，タンパク質は**20種類のアミノ酸**から構成されている．ペプチド結合の数，それぞれのアミノ酸の含有割合や並び順によって，無数の組合せが存在する（図4.2）．その結果，合成されたタンパク質は，それぞれ異なる形や特徴，機能を備え持つことになる．ちなみにヒトの身体を構成しているタンパク質は10万種類に及ぶといわれている．

なお，2つのアミノ酸が結合したものは**ジペプチド**，3つのアミノ酸が結合したものは**トリペプチド**といわれ，一般的に10個程度のアミノ酸が結合したものを**オリゴペプチド**，数十個の場合は**ポリペプチド**，そしてタンパク質は数百個の

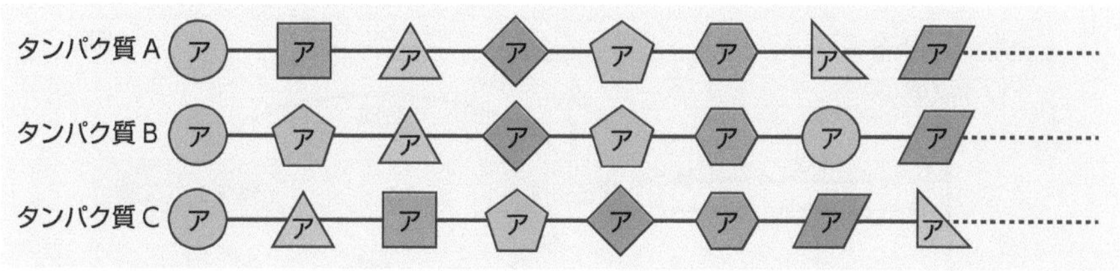

図 4.2　アミノ酸の組合せがタンパク質をつくる
ア：アミノ酸　種類は表 4.3 参照

アミノ酸からなる大きな分子をさす.

D. 窒素出納

出納《すいとう》とは，出すことと入れる（納める）ことを表す言葉である．窒素（N）はタンパク質以外の栄養素には含まれない元素であることから，生体に対する窒素の出入りを指標とすることで，タンパク質の出入りを評価しようとすることを**窒素出納**という（図 4.3）．

窒素を入れるとは，食事によってタンパク質を摂取することを意味する．そして窒素を出すとは，糞便や尿中に排泄されたタンパク質やアミノ酸を意味する．食事中に含まれる窒素量と排泄された窒素量を比較して，栄養状態を評価する方法を**窒素出納法**という．

成長期には，摂取する窒素より排泄される窒素が少なく，結果として身体が大きくなることが一般的であり，このような状態を窒素出納が正になるという（図 4.4）．食事から摂取するタンパク質が少ない場合には，逆に摂取する窒素より排

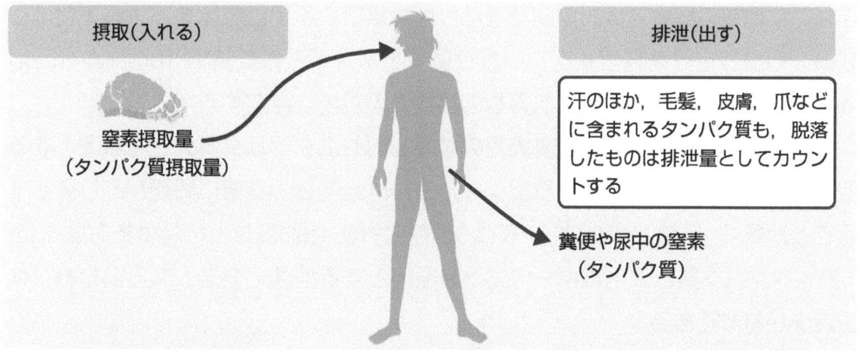

図 4.3　タンパク質の出入りを評価する窒素出納

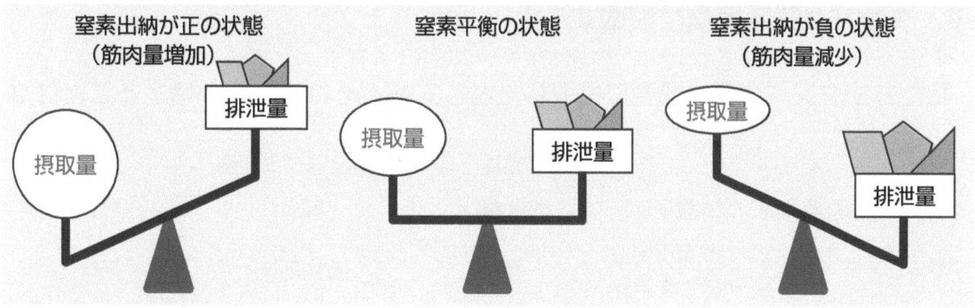

図 4.4　窒素出納の正負

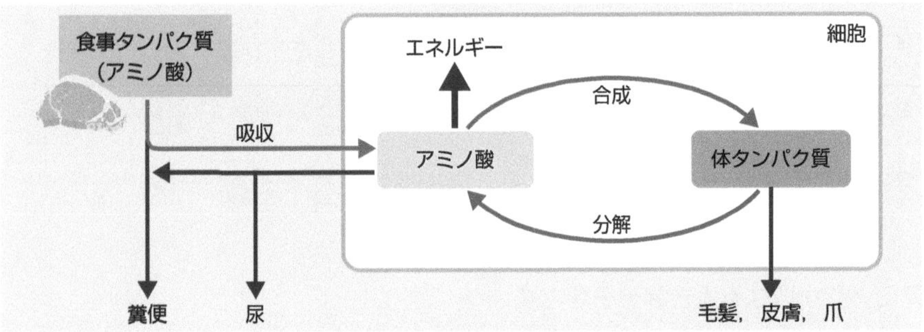

図 4.5　タンパク質の代謝

泄される窒素が多くなり，窒素出納が負の状態という．そして摂取する窒素量と排泄される窒素量が等しい場合を窒素平衡の状態という．

生体内で合成されるタンパク質と分解されるタンパク質のバランスを**タンパク質の代謝**あるいは**代謝回転**という（図4.5）．健常な成人では，合成されるタンパク質量とアミノ酸に分解されるタンパク質量が等しく，定常状態が保たれている．

そして体タンパク質の分解で生じたアミノ酸の多くは，タンパク質合成の材料として再利用される．しかし一部のアミノ酸はさらに分解を受けることで体外に排泄される．これら排泄分を補うために，一定量のタンパク質を食事から摂取し，窒素平衡を維持しなければならない．体重60 kgの成人の場合，およそ60 g/日のタンパク質摂取が窒素平衡の維持に必要である．

E. タンパク質が不足すると

体タンパク質を維持するためには，食事からのタンパク質摂取を欠くことはできない．現在の日本では，疾病時を除けば食事摂取不足に起因する栄養不良は少ない．しかし世界を見渡すと**タンパク質・エネルギー栄養障害**（protein-energy malnutrition：PEM）の状態にあるものが数億人規模で存在する．

タンパク質・エネルギー栄養障害の中でもおもにタンパク質欠乏を原因とする型を**クワシオルコル**という．クワシオルコルは離乳後の食事に問題があり発症することが多く，低タンパク（アルブミン）血症，浮腫，脂肪肝などの特徴を有する（表4.2）．タンパク質とエネルギーの欠乏を原因とする型は**マラスムス**といわれ，体重減少が特徴である．

F. タンパク質を過剰に摂取すると

私たちがタンパク質を過剰に摂取したとしても，それで筋肉が増えることはな

表 4.2　タンパク質・エネルギー栄養障害（PEM）の特徴

		体重	血清アルブミン値	浮腫
クワシオルコル型	タンパク質不足	変化なし	減少	あり
マラスムス型	タンパク質不足 エネルギー不足	減少	変化なし	なし

い．過剰に摂取されたタンパク質はエネルギー源として消費され，代謝産物に置き換わるのみである．過剰なタンパク質の処理やその代謝産物の増加は，肝臓や腎臓への負担を大きくするだけで，必要以上のタンパク質摂取に何のメリットもない．明らかな関連を結論づけることはできないが，逆に過剰なタンパク質摂取は，糖尿病，心血管疾患，がん，骨量減少や肥満の発症リスクを上げるとも報告されている．

4.2 アミノ酸の構造と種類

A. アミノ酸の基本構造

アミノ酸は，**炭素原子**（C）に**アミノ基**（$-NH_2$）と**カルボキシ基**（−COOH）が結合した分子である．さらに**水素原子**（H）とアミノ酸分子ごとに異なる原子団（R）が炭素原子に結合してアミノ酸が構成されている（図 4.6）．原子団（R）は，**側鎖**ともいわれる．

通常，タンパク質を構成しているアミノ酸は，同じ炭素原子にアミノ基とカルボキシ基が結合している**α-アミノ酸**である．この炭素原子を**α炭素**という．α炭素にはアミノ基，カルボキシ基，水素原子および側鎖の4つの異なる基が結合しており，**不斉炭素原子**ともいわれる．そして不斉炭素原子を有するアミノ酸には**光学異性体**（鏡に映った状態のように左右が反転した分子．**鏡像異性体**ともいう）が存在する．

なお，最も単純な構造といわれるグリシンは，側鎖の位置に水素原子が結合しており，α炭素には水素原子が2つ結合していることから，グリシンのα炭素は不斉炭素原子ではなく，グリシンに光学異性体は存在しない．

また，**プロリン**はタンパク質の構成成分であることからアミノ酸に分類されて

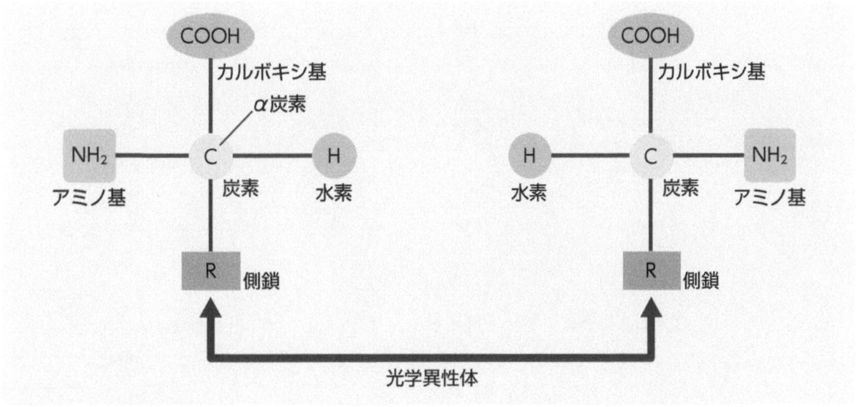

図 4.6 アミノ酸の構造

いるが，化学構造上は**イミノ酸**（アミノ基の水素原子1つが分子内の他の原子と置き換わった化合物）である．

B. アミノ酸の種類

アミノ酸は，側鎖の性質によっていくつかのグループに分けられる（表 4.3）．**中性アミノ酸**は，分子内にアミノ基1つとカルボキシ基1つを有している．**酸性アミノ酸**は，アミノ基は1つであるが，カルボキシ基は2つ有している．そして**塩基性アミノ酸**は，アミノ基2つとカルボキシ基1つを有している．

さらに側鎖に枝分かれ構造をもつアミノ酸は**分枝《ぶんし》アミノ酸**（BCAA*1；バリン，ロイシン，イソロイシン），ベンゼン環をもつアミノ酸は**芳香族アミノ酸**（AAA*2；

*1 branched-chain amino acids
*2 aromatic amino acids

表 4.3 タンパク質を構成するアミノ酸
赤字は不可欠アミノ酸（必須アミノ酸）．
＊1 分枝アミノ酸，
＊2 含硫アミノ酸，
＊3 芳香族アミノ酸

側鎖の性質による分類	名称	略号		構造式
		3文字	1文字	
中性アミノ酸	グリシン	Gly	G	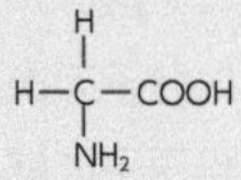
	アラニン	Ala	A	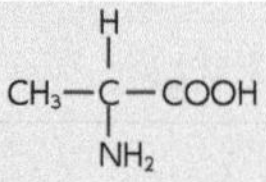
	バリン*1	Val	V	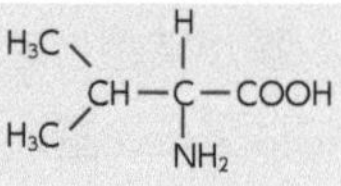
	ロイシン*1	Leu	L	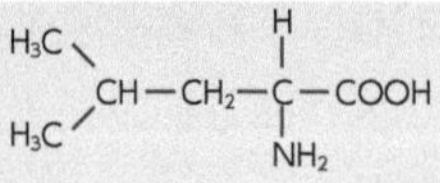
	イソロイシン*1	Ile	I	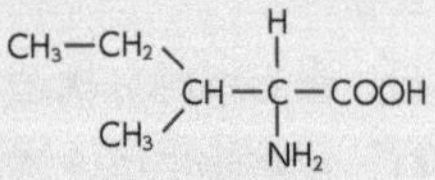
	セリン	Ser	S	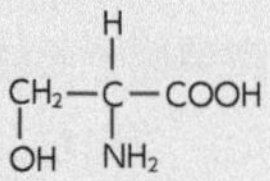
	トレオニン（スレオニン）	Thr	T	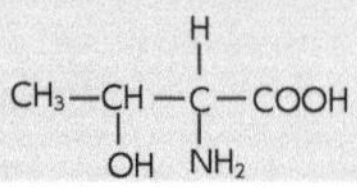
	システイン*2	Cys	C	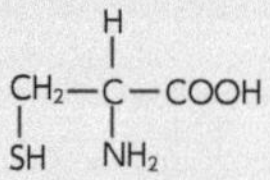
	メチオニン*2	Met	M	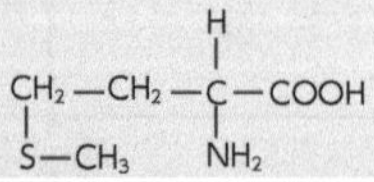
	フェニルアラニン*3	Phe	F	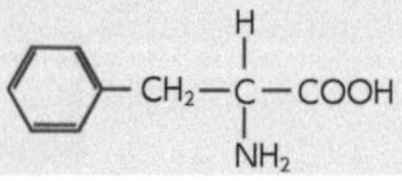

（つづく）

(つづき)

側鎖の性質による分類	名称	略号		構造式
		3文字	1文字	
中性アミノ酸	チロシン[*3]	Tyr	Y	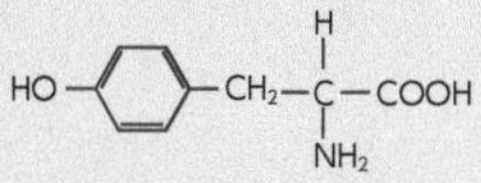
	トリプトファン[*3]	Trp	W	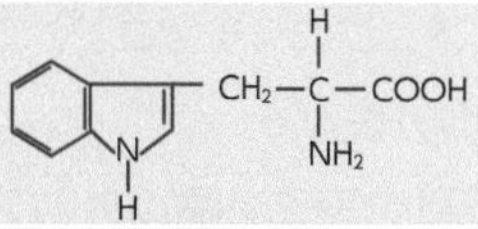
	プロリン	Pro	P	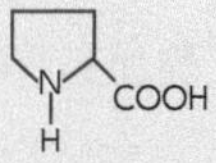
	アスパラギン	Asn	N	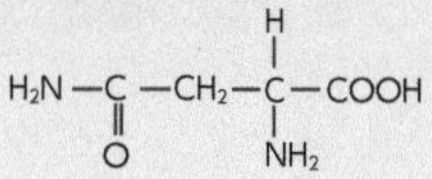
	グルタミン	Gln	Q	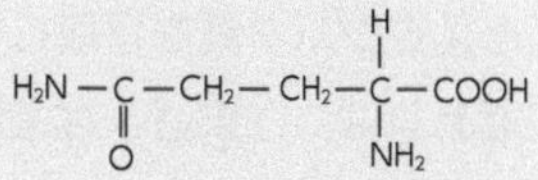
酸性アミノ酸	アスパラギン酸	Asp	D	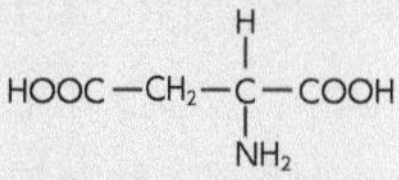
	グルタミン酸	Glu	E	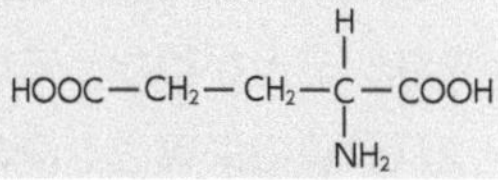
塩基性アミノ酸	リシン(リジン)	Lys	K	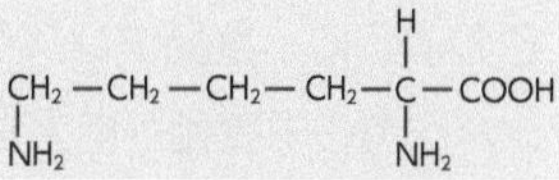
	ヒスチジン	His	H	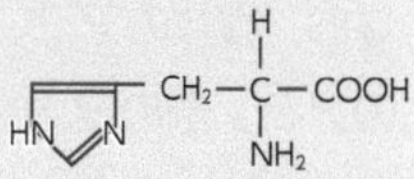
	アルギニン	Arg	R	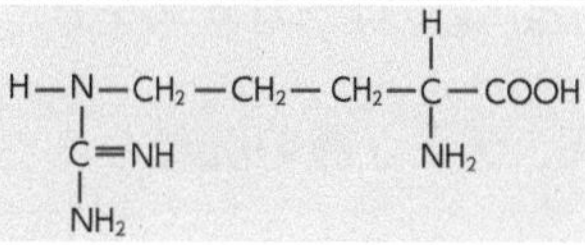

* sulfur-containing amino acids

フェニルアラニン，チロシン，トリプトファン)，硫黄原子をもつアミノ酸は**含硫アミノ酸**(SAA*；メチオニン，システイン)という．

C. 不可欠アミノ酸（必須アミノ酸）とは

タンパク質を合成するためには，その素材となるすべてのアミノ酸が供給されなければならない．しかしながら，アミノ酸の中には体内で合成できないもの，あるいは合成速度が遅く十分量を供給できないものがある．これらは食物から必ず摂取しなければならないアミノ酸であり，**不可欠アミノ酸（必須アミノ酸）**といわれる．ヒト（成人）の不可欠アミノ酸は9種類（バリン，ロイシン，イソロイシン，

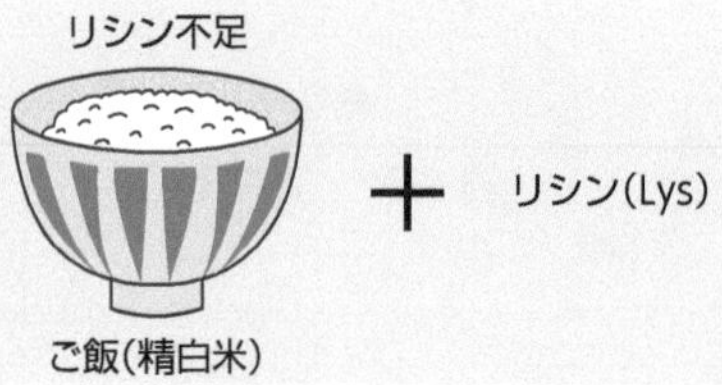

図 4.7　アミノ酸の補足効果

トレオニン，メチオニン，フェニルアラニン，トリプトファン，リシン，ヒスチジン）である(表4.3)．

不可欠アミノ酸以外のアミノ酸は，**可欠アミノ酸**（**非必須アミノ酸**）といわれ，不可欠アミノ酸があれば体内で合成できる．

D. アミノ酸の補足効果

食品によって，そのタンパク質を構成しているアミノ酸の種類と量は異なる．たとえタンパク質を摂取していても，偏ったアミノ酸を含有するタンパク質の摂取であれば，さまざまな栄養障害が生じてくる．貧困などが原因で，食事が1種類の穀物だけにほぼ依存しなければならないような状況では，摂取するアミノ酸が偏り，クワシオルコルの発症にもつながる．

たとえば，私たちが主食としている精白米に含まれているタンパク質もリシンが少ないことがわかっている．しかし不足しているリシンを添加することで，米タンパク質の栄養価を高めることができる(図 4.7)．

このように，食品タンパク質に不足しているアミノ酸を添加することにより，タンパク質の栄養価が向上することを**アミノ酸の補足効果**という．

なお，複数のアミノ酸が不足している場合，1つのアミノ酸だけを添加すると，他のアミノ酸の要求量が増加してしまい，かえって栄養状態が悪くなる可能性がある．このような状態を**アミノ酸のインバランス**という．

E. アミノ酸の廃棄

タンパク質の代謝により生じたアミノ酸の一部は，さらに分解され廃棄される．これを**アミノ酸の分解**（あるいは**異化**）という．アミノ酸は，アミノ基と残りの炭素骨格(アミノ基を取り外す反応で生じた**α-ケト酸**)に分けられ，それぞれ別々に処理される(図 4.8)．

各組織で産生された**アミノ基**は，**アンモニア**(NH_3)を生じる．しかし，毒性の強いアンモニアをそのまま血液中に放出することはできない．そこでアンモニアはα-ケトグルタル酸と反応して，グルタミン酸に変換される．さらにグルタミン酸は別のアミノ基と反応することでグルタミンを生じ，血液中に分泌される．また骨格筋におけるアミノ酸異化で生じたアミノ基の多くはピルビン酸と反応してアラニンに変換され，血液中に分泌される．これら再合成され，血液中に分泌

図 4.8　アミノ酸の分解
過剰および役目を終えた体内のタンパク質，アミノ酸の分解は，窒素（N）の行方が重要である．

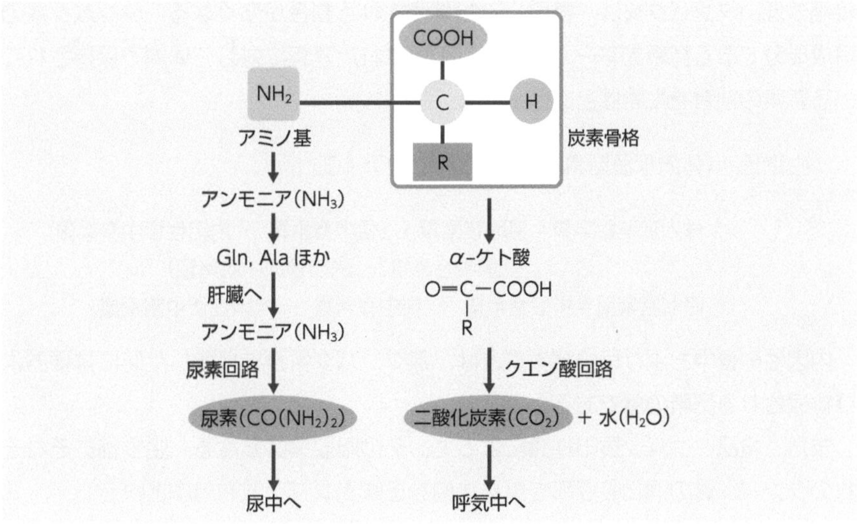

されたアミノ酸は，肝臓に取り込まれ，アスパラギン酸アミノトランスフェラーゼ（AST）やアラニンアミノトランスフェラーゼ（ALT）などのビタミンB_6を補酵素とするアミノ基転移酵素やグルタミン酸デヒドロゲナーゼの作用を受け，アンモニアを生じる．しかし，肝臓では肝臓にしかない**尿素回路**といわれる代謝系を用いて有毒なアンモニアを無毒な**尿素**に変換することができる．そして尿素が尿中へ排泄される．

一方，個々のアミノ酸から生じたα-ケト酸は，それぞれクエン酸回路の反応成分に変換されることで，回路内に入って代謝される．そして最終的には二酸化炭素と水になり，二酸化炭素は呼気中に放出される．

4.3　タンパク質の栄養価

A. 栄養価の評価方法

食品タンパク質の栄養価評価方法には，**生物学的評価方法**と**化学的評価方法**がある．生物学的評価方法とは，食事摂取基準の算定根拠にもなっている窒素出納法のように，ヒトや実験動物を対象とし，摂食量と排泄量の差から算出される体内保留量で評価する方法である．一方，化学的評価方法とは，食品タンパク質に含まれている不可欠アミノ酸（必須アミノ酸）とヒトに理想的とされる基準アミノ酸パタンの比較から評価する方法である．

a. 生物学的評価方法

栄養価の高いタンパク質を摂取すると体内で利用される割合が高い．一方，栄養価の低いタンパク質は，摂取しても排泄される割合が高くなる．タンパク質の構成成分である窒素をマーカーとし，吸収された窒素に対して体内で保持されている窒素の割合を**生物価**という．

生物価＝(体内保留窒素量／吸収窒素量)×100

体内保留窒素量＝摂取窒素量 −(便中窒素量 − 内因性便中窒素量)
−(尿中窒素量 − 内因性尿中窒素量)
吸収窒素量＝摂取窒素量 −(便中窒素量 − 内因性便中窒素量)

内因性の便中および尿中窒素量とは，無タンパク質食を摂取した時に排便および排尿される窒素の量である．

また，食品タンパク質の種類によって，その吸収率は異なる．生物価にそれぞれのタンパク質の消化吸収率を乗じた値を**正味タンパク質利用率**という．

正味タンパク質利用率＝生物価×消化吸収率

b．化学的評価方法

食品タンパク質に含まれる不可欠アミノ酸（必須アミノ酸）の量に基づいて評価した値を**アミノ酸価**（**アミノ酸スコア**）という．身体にとって理想的とされる不可欠アミノ酸（必須アミノ酸）のバランスとして，2007年に国連のWHO/FAO/UNU*合同委員会から発表された**アミノ酸評点パタン**（表 4.4）が引用されることが多く，食事摂取基準でも参考情報として利用されている（表 4.5）．評点パタンに記された個々のアミノ酸の量と食品タンパク質が含んでいる不可欠アミノ酸（必須アミノ酸）の量を比較した時，最も不足しているアミノ酸を**第一制限アミノ酸**といい，評点パタンの量に対するその百分率(%)をアミノ酸価という．

＊ 世界保健機関／食糧農業機関／国連大学

アミノ酸価の考え方は，一枚一枚の長さが相対的なアミノ酸の量に相当する板でつくられた桶《おけ》のモデルが理解しやすい（図 4.9）．たとえ１つでもその必要量

表 4.4 アミノ酸評点パタン
［WHO/FAO/UNU 2007］

アミノ酸	タンパク質 1g あたりのアミノ酸(mg)		
	乳児(5か月)	幼児(1～2歳)	成人
ヒスチジン	20	18	15
イソロイシン	32	31	30
ロイシン	66	63	59
リシン	57	52	45
メチオニン+シスチン	28	26	22
フェニルアラニン+チロシン	52	46	38
トレオニン	31	27	23
トリプトファン	8.5	7.4	6.0
バリン	43	42	39

年齢（歳）	タンパク質必要量（g/kg 体重 / 日）		不可欠アミノ酸の必要量（mg/kg 体重 / 日）									
	維持量	成長量*2	ヒスチジン	イソロイシン	ロイシン	リシン	含硫アミノ酸	芳香族アミノ酸	トレオニン	トリプトファン	バリン	合計
0.5	0.66	0.46	22	36	73	63	31	59	35	9.5	48	376
1～2	0.66	0.20	15	27	54	44	22	40	24	6.4	36	267
3～10	0.66	0.07	12	22	44	35	17	30	18	4.8	29	212
11～14	0.66	0.07	12	22	44	35	17	30	18	4.8	29	212
15～17	0.66	0.04	11	21	42	33	16	28	17	4.5	28	200
18 以上	0.66	0.00	10	20	39	30	15	25	15	4.0	26	183

表 4.5　タンパク質必要量に対する不可欠アミノ酸の必要量（男女共通）*1

＊1　維持（維持量×維持アミノ酸パタン）と成長（成長量×組織アミノ酸パタン）のための食事必要量中に含まれるアミノ酸の合計

＊2　食事タンパク質の利用効率 58％で補正した各年齢区分での組織蓄積量

［日本人の食事摂取基準（2020 年版）］

（100％）に満たないアミノ酸が存在すると，桶にはその量（第一制限アミノ酸の量）までしか水が溜まらず，ほかの板がどれだけ長くても意味がない．これは不可欠アミノ酸（必須アミノ酸）のバランスが重要であり，1つのアミノ酸が不足するだけで理想的なタンパク質の栄養価は得られないことを意味している．なお，私たちはさまざまな種類の食品からタンパク質を摂取しており，アミノ酸価が低い食品タンパク質でも，不足しているアミノ酸を多く含む食品と組み合せて摂取することで，総合的に栄養価を改善することが可能である．ただし，アミノ酸価が優れている食品タンパク質も吸収されなければ意味がない．そこで消化率も考慮した**タンパク質消化率補正アミノ酸価**（protein digestibility corrected amino acid score：PDCAAS）による評価が推奨されている．

B. 栄養価の高い食品

効率よく体タンパク質の合成に用いられる食品が，栄養価の高い食品である．成長期の実験動物に同量のタンパク質を摂取させたとしても，そのタンパク質源によって成長に差が生じ，栄養価の高い食品タンパク質を摂取した動物と比較し

図 4.9　アミノ酸価の桶モデル

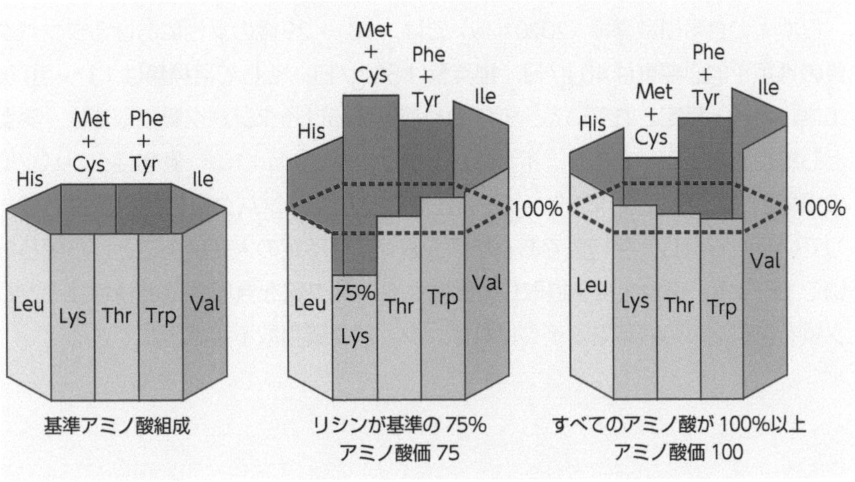

食品	生物価	アミノ酸価	食品	生物価	アミノ酸価
鶏卵	94	100	そば	77	100
牛乳	85	100	大豆	73	100
魚肉	76	100	精白米	64	69(リシン)
牛肉	74	100	とうもろこし	59	35(リシン)
鶏肉	74	100	小麦	51	37(リシン)

表4.6　食品タンパク質の栄養価
アミノ酸価は，WHO/FAO/UNU 2007年，1～2歳の評点パタンから算出．

て，栄養価の低い食品タンパク質を摂取した動物の体重増加は抑制される．栄養価とは食品タンパク質の質を示しており，栄養価の高い食品のタンパク質は，生物価やアミノ酸価が高値となる．一般的に生物価は，アミノ酸価よりやや低い値を示す（表4.6）．またアミノ酸価は，植物性食品よりも動物性食品のほうが高値を示すものが多い．

4.4　タンパク質を多く含む食品

A. 1食あたりの常用量

ヒトの体組成と同様，動物性食品には，15～20％程度のタンパク質が含まれることが多い．タンパク質は，**肉類**，**魚介類**，**卵類**や**乳類**などの動物性食品，**豆類**などの植物性食品に多く含まれている（表4.7）．1食あたりの常用量に相当する食品重量あたりでタンパク質含有量を検討した場合でも，やはり肉類や魚介類から摂取する量が多い．また，主食となるご飯，パン，麺類などの穀類，納豆，卵，牛乳など，習慣的に摂取頻度が高い食品にもタンパク質が含まれている．

B. 食事摂取基準（18～29歳女性）との比較

日本人の食事摂取基準（2020年版）では，18～29歳の女性におけるタンパク質の推定平均必要量は40 g/日，推奨量は50 g/日，そして目標量は13～20％エネルギーと算定されている．近年のわが国におけるタンパク質摂取量は，男女とも推奨量を上回っており，不足のリスクは少ない（図4.10）．動物性タンパク質の摂取割合も男女ともに55～60％程度であり，タンパク質維持必要量も満たしている．しかし，平均値であるから，個々には不足の人もいることから偏らないで1日3食，毎食主食を摂取し，動物性タンパク質を含む主菜と植物性タンパク質を含む副菜の摂取を習慣づければ，タンパク質摂取不足は予防できる．

表 4.7　タンパク質を多く含む食品（常用量と 100 g あたりの含有量）

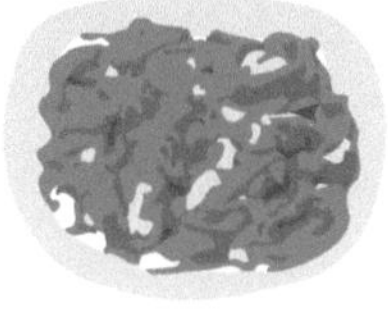

常用量あたり			100 g あたり	
食品名	1 食あたりの常用量（g）	タンパク質量（g/ 常用量）	食品名	タンパク質量（g/100 g）
豚モモ（赤肉）	100	18.0	まぐろ（赤身）	22.3
牛モモ（赤肉）	100	17.9	若鶏ささみ	19.7
さけ	（1 切）　70	13.2	チーズ	21.6
あじ	（1 尾）　70	11.8	さけ	18.9
若鶏ささみ	（1 本）　50	9.9	豚モモ（赤肉）	18.0
そば（ゆで）	（1 玉）　200	7.8	牛モモ（赤肉）	17.9
まぐろ（赤身）	（刺身 3 切）　30	6.7	あじ	16.8
木綿豆腐	（1/4 丁）　100	6.7	納豆	14.5
牛乳	200	6.0	卵	11.3
うどん（ゆで）	（1 玉）　250	5.8	食パン	7.4
卵	（小 1 個）　50	5.7	木綿豆腐	6.7
納豆	（1 パック）　30	4.4	そば（ゆで）	3.9
チーズ	（1 切）　20	4.3	牛乳	3.0
ご飯（並）	180	3.6	うどん（ゆで）	2.3
食パン（8 枚切）	（1 枚）　45	3.3	ご飯（並）	2.0

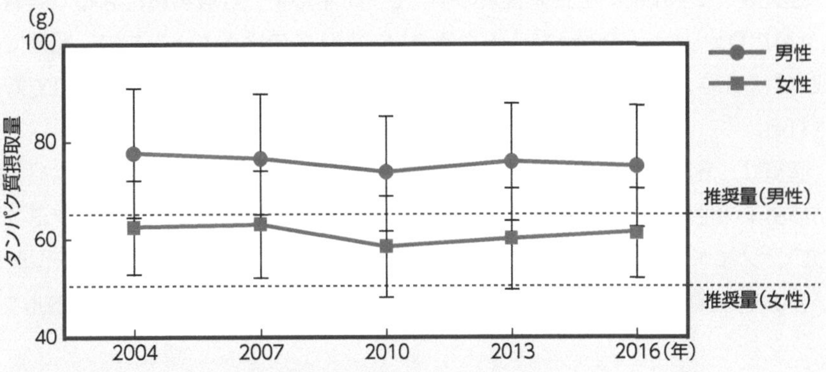

図 4.10　タンパク質摂取量（20 ～ 29 歳）の年次推移

演習 4-1　タンパク質の基本構造について説明せよ.

演習 4-2　窒素出納とは何か説明せよ.

演習 4-3　タンパク質を過剰に摂取したときの体への影響について説明せよ.

演習 4-4　アミノ酸の種類と不可欠アミノ酸（必須アミノ酸）について説明せよ.

演習 4-5　アミノ酸価の評価方法について説明せよ.

演習 4-6　アミノ酸は体内でどのように分解されるか説明せよ.

5. 脂質の栄養

5.1 脂質とは

水に溶けないがエーテルやクロロホルムなどの有機溶媒に溶ける有機化合物を**脂質**という．脂質には，**中性脂肪**，**リン脂質**，**糖脂質**，**コレステロール**などがある（図5.1）．

脂質は，エネルギー産生栄養素の1つで，エネルギー貯蔵物質となる．脂質は1gあたり約9kcal（糖質やタンパク質の2倍以上）のエネルギーをもつ．過剰に摂取されたエネルギーは中性脂肪（**トリアシルグリセロール**：TG）に変換されて貯蔵される．

脂質は，細胞膜の構成成分，ホルモン・胆汁酸の材料，必須脂肪酸の供給，脂肪酸由来の生理活性物質（イコサノイド）の材料になる．また，脂溶性ビタミンやカロテノイドの吸収を助け，ビタミンB_1節約作用をもつ．脂質は胃内滞留時間が長いため満腹感が得られ，腹もちがよい．脂質摂取とおいしさ（βエンドルフィ

図 5.1　脂質の分類

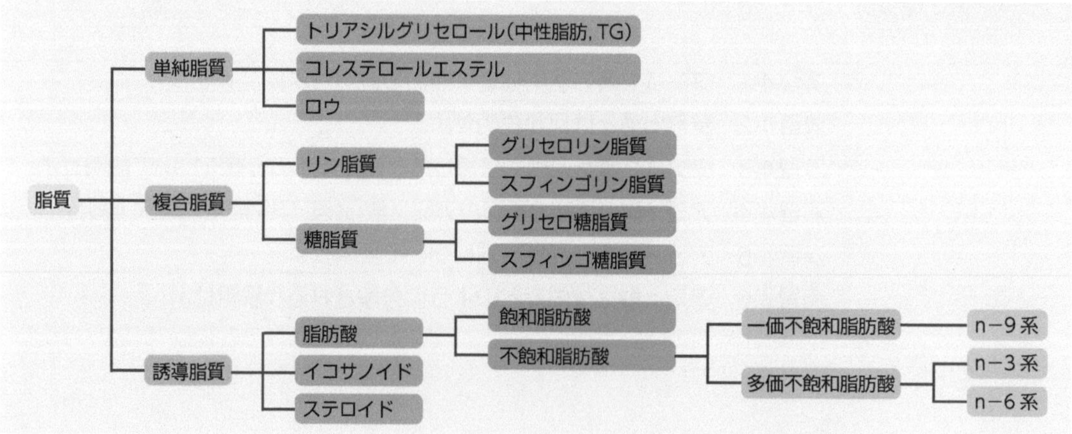

アディポサイトカイン

脂肪細胞（アディポサイト）から分泌される生理活性物質の総称．従来脂肪組織の役割は中性脂肪を貯蔵するエネルギー貯蔵庫と考えられてきたが，1994年肥満遺伝子レプチンの発見以来，アディポネクチン，PAI-1，TNF-αなどのような生理活性物質を分泌する**体内最大の内分泌器官**であることがわかった．このうち，レプチン，アディポネクチンは善玉アディポサイトカイン，PAI-1，TNF-αは悪玉アディポサイトカインといわれる．これらは，皮下脂肪よりも内臓脂肪から多く分泌されていることから，メタボリックシンドロームに注目した特定健診･特定保健指導が実施されるようになっている．

ン分泌）との関係も研究されている．

脂質を貯蔵する脂肪組織には，外界からの物理的衝撃を受けとめることで重要な器官を保護し，外界の温度変化から断熱して体温を保つ機能がある．脂肪細胞から分泌される物質であるアディポサイトカインが注目されている．

A. 脂質が不足すると

BMI：body mass index. 体重（kg）/［身長（m）］^{2}

脂質の摂取量が不足すると**エネルギー摂取不足**になりやすく，適正なBMIを維持できないことがある．脂質不足の場合，タンパク質を含む食品も摂取していない可能性がある．極端な低脂質食は，**脂溶性ビタミン**（特にビタミンAやビタミンE）の吸収を悪くする．脂質制限をする場合は，脂溶性ビタミンと必須脂肪酸の取り方に注意する必要がある．

低脂質／高炭水化物食は，食後血糖値および空腹時トリアシルグリセロール値を増加させ，血中HDLコレステロール値を減少させる．このような血中脂質状態が長期間にわたると**冠動脈疾患**のリスクが高くなる．

B. 脂質を過剰に摂取すると

高脂肪食は飽和脂肪酸の摂取量を増加させ，血漿LDLコレステロール濃度，トリアシルグリセロール濃度が増加するため，肥満，メタボリックシンドローム，糖尿病などの生活習慣病とのかかわりが深く，冠動脈疾患のリスクが高くなる．高脂肪食／低炭水化物食は低脂肪食／高炭水化物食に比べて，HDLコレステロール値は増加し，空腹時トリアシルグリセロール値は減少する．しかし，LDLコレステロール値は増加し，食後遊離脂肪酸値や食後トリアシルグリセロール値が増加する．

C. 生活習慣病とのかかわり

血液中のトリアシルグリセロールやLDLコレステロール濃度が高い，もしくはHDLコレステロール濃度が低い*状態を**脂質異常**といい，基準値の範囲を逸脱した場合に，**脂質異常症**と診断される．脂質異常，高血圧，高血糖のうちの2つと肥満が合併すると**メタボリックシンドローム**と診断される．脳梗塞や心筋梗塞などの動脈硬化性疾患の発症リスクが高まるため，生活習慣を見直し予防・改善することが求められる．脂質異常症の基本となる食事療法としては，①総摂取エネルギー量，栄養配分の適正化をはかる，②タンパク質は肉類を少なめにし，魚類や大豆製品を増やす，③食物繊維をできるだけ多く摂る，④アルコールの摂取は25 g/日以下に抑えるが挙げられる．

* HDLコレステロールが低くなると，余分なコレステロールが回収されにくくなり，血管壁にたまりやすくなる．

5.2 トリアシルグリセロールの構造と体内代謝

食品に含まれる脂質の大部分はトリアシルグリセロール（TG）であり，大豆油やオリーブ油などの植物油，肉や魚などに含まれている．体内では血液中や脂肪組織に存在する．

A. トリアシルグリセロールの基本構造

グリセロールに**脂肪酸**が1個エステル結合したものをモノアシルグリセロール，脂肪酸が2個エステル結合したものをジアシルグリセロール，グリセロー

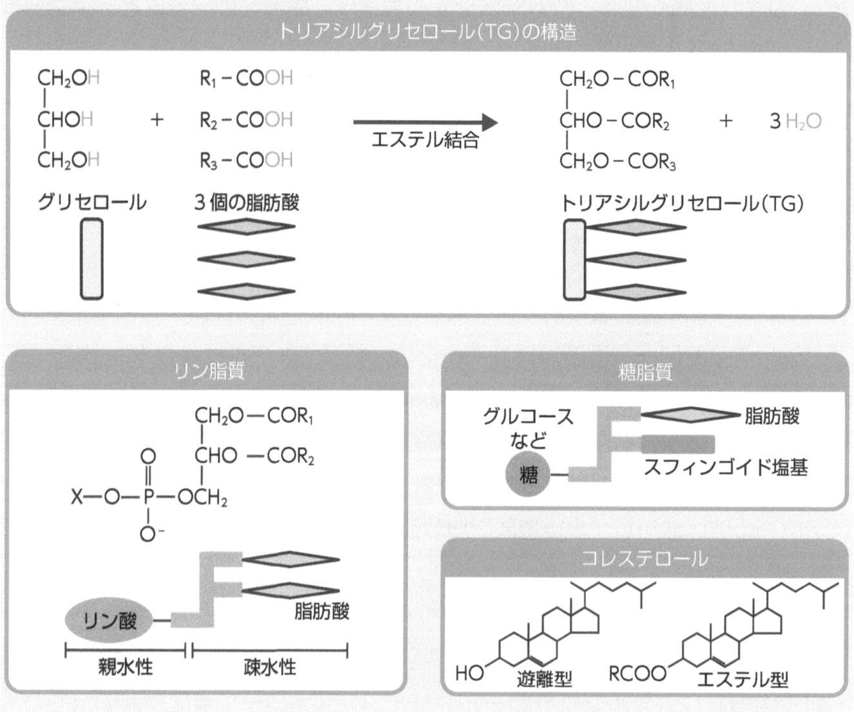

図 5.2　脂質の構造

ルに3個の脂肪酸がエステル結合したものをトリアシルグリセロールという（図5.2）．

B. トリアシルグリセロールの吸収と合成

食事から摂取されたトリアシルグリセロールが小腸でいったん分解され，小腸上皮細胞で再合成される経路と，肝臓で糖質をもとに合成される経路がある．

a. 食事由来のトリアシルグリセロールの体内吸収と運搬

食事摂取により体内に取り込まれたトリアシルグリセロールは，小腸で消化酵素により脂肪酸とモノアシルグリセロールに分解される．小腸上皮細胞から吸収されたのち，トリアシルグリセロールに再合成され，リポタンパク質である**キロミクロン**となってリンパ管を通して鎖骨下静脈から心臓を経て，全身に輸送される（図5.3）．

リポタンパク質は，キロミクロンのほか，VLDL（超低比重リポタンパク質），LDL（低比重リポタンパク質），HDL（高比重リポタンパク質）がある（表5.1）．各リポタンパク質は，アポタンパク質，リン脂質，トリアシルグリセロール，コレステロールなどで構成される．リポタンパク質は，水に溶けない脂質と複合体を形

図5.3　食事由来の脂質の吸収と合成
TG：トリアシルグリセロール

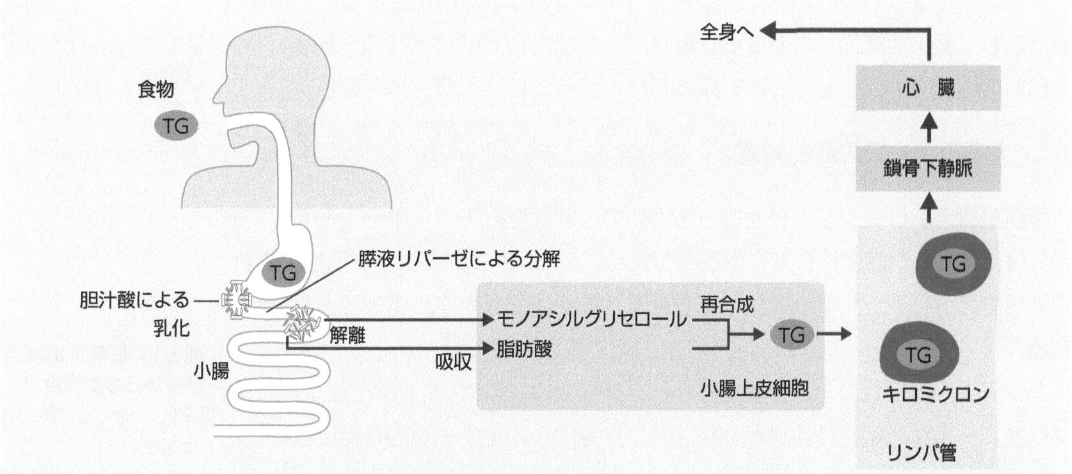

表5.1　リポタンパク質の種類
VLDL：very low density lipoprotein，LDL：low density lipoprotein，HDL：high density lipoprotein

		キロミクロン	VLDL	LDL	HDL
合成臓器		小腸	肝臓	肝臓	小腸など
おもな組成（%）	アポタンパク質	1	10	20	50
	リン脂質	4	20	20	20
	コレステロール	5	20	45	18
	トリアシルグリセロール	90	50	10	5
大きさ（nm）		500　200	80　50	25	8

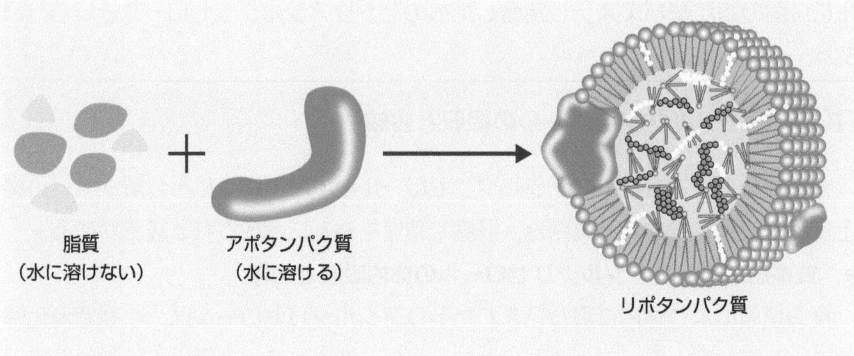

図 5.4　脂質はリポタンパク質として血液中を移動する
リン脂質
トリアシルグリセロール
コレステロールエステル
アポタンパク質
遊離コレステロール

成し，血液中で脂質を移動させるはたらきがある（図5.4）.

b. 肝臓におけるトリアシルグリセロールの糖質からの合成

糖質代謝（解糖系）で産生されたピルビン酸は，アセチルCoAに変換される．アセチルCoAは，クエン酸回路でエネルギー産生に利用される一方で，エネルギー貯蔵のために脂肪酸合成にも利用される．そしてグリセロールから合成されたグリセロール3-リン酸に3分子の脂肪酸が結合することで，トリアシルグリセロールが合成される（図5.5）.

トリアシルグリセロールは，肝臓からリポタンパク質のVLDLとして血液中を輸送され，脂肪組織のリポタンパク質リパーゼ（LPL）の作用を受け取り込まれる．末梢組織の細胞は，LDL受容体を介してLDLからコレステロールを取り込む．

LPL：lipoprotein lipase

C. エネルギーの貯蔵と利用

脂肪組織のトリアシルグリセロールは体の主要な貯蔵エネルギーである．空腹時には，ホルモン感受性リパーゼ（HSL）がノルアドレナリンによって活性化され，脂肪細胞のトリアシルグリセロールを分解して脂肪酸をエネルギー源として利用する．

トリアシルグリセロール分解で得られるグリセロールは，血液中に放出される．グリセロールが利用されるかどうかは，グリセロールキナーゼの有無による．脂

図 5.5　肝臓における糖質からの脂質合成
LPL：lipoprotein lipase

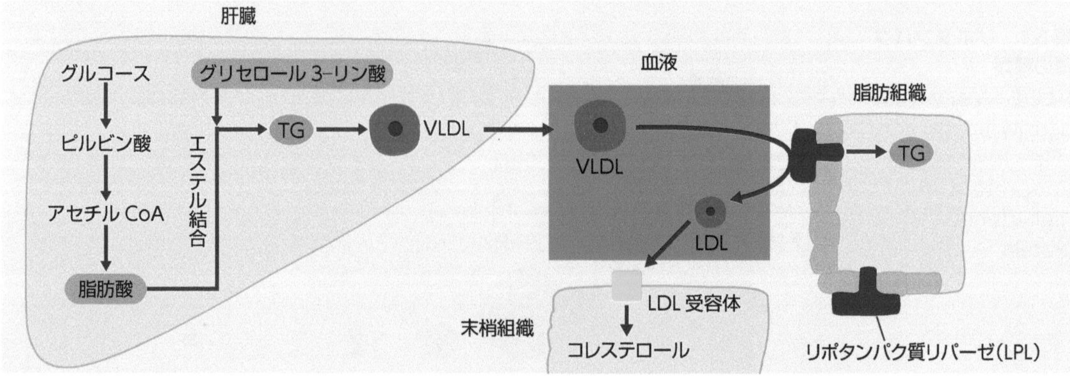

細胞膜の材料

細胞膜は，さまざまな修飾を受けた脂質やタンパク質からなる．この細胞膜の脂質には，リン脂質，コレステロール，糖脂質がある．これらの分子は，いずれも親水性の頭部と疎水性の尾部をもっている．細胞膜は外側にリン脂質の親水性の頭部がならび，尾部が向かい合って二重膜を作っている（脂質二重層）．体内に最も多いリン脂質はレシチン（ホスファチジルコリン）である．レシチンは，卵黄や大豆に含まれている．

肪細胞では，グリセロールをリン酸化するグリセロールキナーゼ活性が低いため，グリセロールを利用しないで血液中に放出する．肝臓に運ばれたグリセロールは糖新生の基質の1つになる．

トリアシルグリセロール分解で得られる脂肪酸は，血清アルブミンと結合した形で輸送される．これらは各組織に取り込まれ，エステル化されてトリアシルグリセロールになるか，またはエネルギー源として酸化される．食後には，ホルモン感受性リパーゼは，インスリンによって活性が低下し，トリアシルグリセロールの分解が抑えられ脂肪細胞に蓄積される．

肝臓で脂肪酸が部分的に酸化されると**ケトン体**が生成される．ケトン体とは，アセトン，アセト酢酸，3-ヒドロキシ酪酸の総称である．肝臓では，3-ケト酸CoAトランスフェラーゼがないため，ケトン体をエネルギー源として利用できない．ケトン体は肝外組織の心臓，筋肉，腎臓，脳へと輸送され，長期の絶食や飢餓の時のエネルギー源となる．

5.3 脂肪酸の構造と種類

A. 脂肪酸の構造

脂肪酸の構造は炭素と水素からなる炭化水素鎖の一端にカルボキシ基（－COOH）をもつ化合物である．この炭素間に二重結合がないものを**飽和脂肪酸**（表5.2），二重結合が1個存在するものを**一価不飽和脂肪酸**，2個以上もつものを**多価不飽和脂肪酸**という（表5.3）．

B. 脂肪酸の種類

脂肪酸は，天然油脂の中ではおもにエステルとして存在するが，血漿中では輸送型である遊離脂肪酸として非エステル型も存在する．天然の油脂でみられる脂肪酸は，通常偶数個の炭素を含む直鎖化合物である．

表 5.2　飽和脂肪酸

分類	名称		炭素数	融点(℃)	多く含む食品
短鎖脂肪酸	酪酸		4	−8	バター
中鎖脂肪酸	カプロン酸		6	−3	バター
	カプリル酸		8	17	やし油
	カプリン酸		10	32	やし油
	ラウリン酸		12	44	パーム核油
長鎖脂肪酸	ミリスチン酸		14	54	やし油
	パルミチン酸	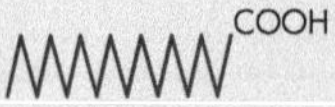	16	63	パーム油
	ステアリン酸	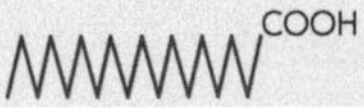	18	70	牛肉

分類	二重結合数	系列	名称		炭素数	融点(℃)	多く含む食品
一価不飽和脂肪酸	1	n−7	パルミトレイン酸		16	1	マカデミアナッツ
	1	n−9	オレイン酸	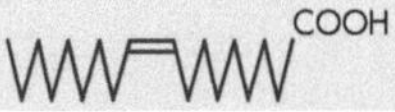	18	12	オリーブ油
多価不飽和脂肪酸	2	n−6	リノール酸	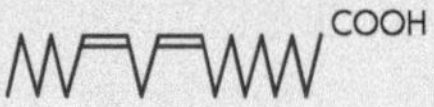	18	−5	ぶどう油
	3	n−3	α-リノレン酸	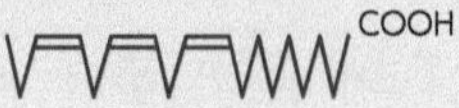	18	−11	えごま油
	3	n−6	γ-リノレン酸		18	−11	豚肉
	4	n−6	アラキドン酸		20	−50	鶏卵
	5	n−3	イコサペンタエン酸	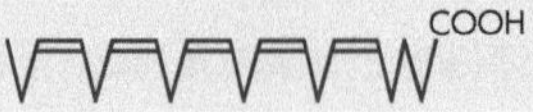	20	−54	くじら
	6	n−3	ドコサヘキサエン酸	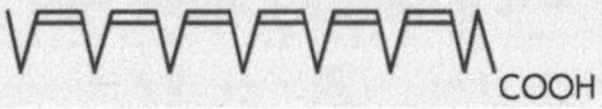	22	−44	くじら

表 5.3　不飽和脂肪酸

a. 炭素鎖の長さによる分類

炭素鎖の炭素数が4個を**短鎖脂肪酸**，6〜12個のものを**中鎖脂肪酸**，14個以上のものを**長鎖脂肪酸**という（表5.2）．食品中の脂肪酸の多くは長鎖脂肪酸であるが，中鎖脂肪酸は牛乳，やし油（ココナッツオイル）などの食品に含まれている．中鎖脂肪酸は長鎖脂肪酸と消化・吸収過程が異なり，キロミクロンを形成しない．また水溶性であるので胆汁酸塩を必要としない，ミトコンドリアに取り込まれるときにカルニチンを必要としないので，長鎖脂肪酸よりエネルギー源として利用されやすいという特徴がある．

b. 二重結合の有無による分類

飽和脂肪酸とは，すべての炭素鎖が水素で満たされている（飽和している），二重結合をもたない脂肪酸のことである．飽和脂肪酸には，ステアリン酸やパルミチン酸がある（表5.2）．牛肉やバター，パーム油ややし油（ココナッツオイル）に含まれている．

不飽和脂肪酸は，炭素鎖に二重結合をもつ脂肪酸である（表5.3）．一価不飽和脂肪酸には，オレイン酸があり，オリーブ油やなたね油に多く含まれている．多価不飽和脂肪酸は植物油や魚油に多く含まれている．多価不飽和脂肪酸は酸化しやすく，酸化生成物の過酸化脂質生成抑制のためには，抗酸化作用のあるビタミンA，ビタミンC，ビタミンEを取ることが大切である．

c．二重結合の位置による分類

メチル基（CH_3－）の炭素を1と数えて3番目の炭素にはじめて二重結合が出現する脂肪酸を**n－3系脂肪酸**，6番目の脂肪酸を**n－6系脂肪酸**という．

n－3系脂肪酸には，α-リノレン酸，IPA（イコサペンタエン酸），DHA（ドコサヘキサエン酸）などがある．体内に入ったα-リノレン酸は，一部IPAやDHAに変換される（図5.6）．IPAやDHAは，さんま，さば，まぐろ，はまち，ぶりなど背の青い魚に多く含まれている．酸化しやすいのでできるだけ新鮮なものを選ぶようにする．n－3系脂肪酸には，血中LDLコレステロールやトリアシルグリセロールを減らしHDLコレステロールを上昇させる作用がある．

n－3系脂肪酸の生理作用は，n－6系脂肪酸の生理作用と競合して生じるものだけではなく，n－3系脂肪酸のもつ独自の生理作用も考えられるので，両者の比ではなく，n－3系脂肪酸自体の食事摂取基準が設定されている．

n－6系脂肪酸には，リノール酸，γ-リノレン酸，アラキドン酸などがある．γ-リノレン酸，アラキドン酸は，リノール酸の代謝産物である（図5.6）．リノール酸は，一価不飽和脂肪酸であるオレイン酸よりも酸化されやすく，多量に摂取した場合のリスクは十分に解明されていない．さらにリノール酸の代謝産物であるアラキドン酸は，代謝されてプロスタグランジンやロイコトリエンとなる．ロイコトリエンは炎症を惹起する．多量摂取の安全性が危惧されているが，日本人を対象とした研究がないため食事摂取基準において目標量は設定されていない．

d．必須脂肪酸

糖質やタンパク質から飽和脂肪酸が合成される．アセチルCoAを素材として，

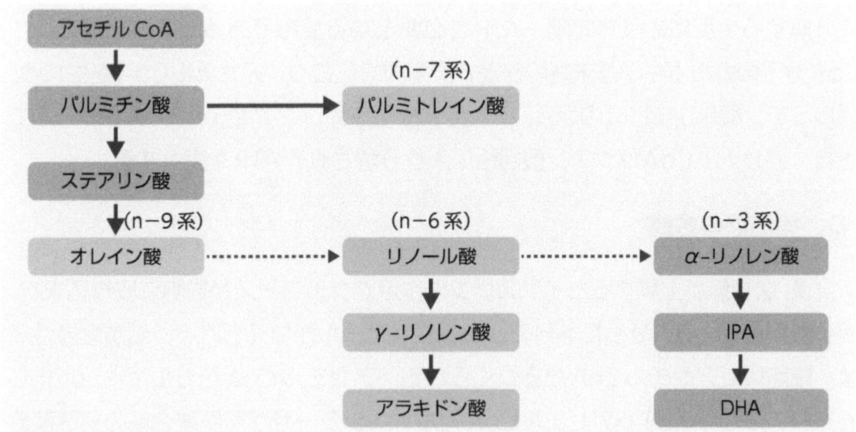

図5.6　脂肪酸の代謝
┈┈▸：植物は合成できるがヒトでは合成できない
IPA：イコサペンタエン酸，DHA：ドコサヘキサエン酸

ビタミンB_1節約作用

エネルギー源として脂肪が酸化分解される場合は，糖質が酸化分解される場合に比べて必要とされるビタミンB_1の量が少ない．糖質が酸化分解される場合，ピルビン酸からアセチルCoAに変換しなければならないが，この過程にはビタミンB_1が必要である．一方，脂肪酸のβ酸化には，ビタミンB_1を必要としない．そのうえ脂肪酸由来のアセチルCoAを燃焼するためにピルビン酸デヒドロゲナーゼ活性が低下してピルビン酸がオキサロ酢酸へと変化するためビタミンB_1の消費が抑えられる．このことを**ビタミンB_1節約作用**という．

炭素鎖を2個ずつ伸ばして合成する．さらに飽和脂肪酸から一価不飽和脂肪酸（オレイン酸，パルミトレイン酸）がつくられる．植物はオレイン酸からリノール酸，さらにα-リノレン酸をつくることができるが，動物は体内で合成することができない（図5.6）．たとえば，ラットを無脂肪食で飼育すると皮膚炎，成長不良などの症状が現れる．そこで食物から摂取しなければならないリノール酸，α-リノレン酸を**必須脂肪酸**という．

e. イコサノイド

アラキドン酸やIPAから生成される生理活性物質を総称して**イコサノイド**という．イコサノイドには，プロスタグランジン，トロンボキサンやロイコトリエンなどがあり，炎症反応や免疫反応に影響を及ぼす．

C. 脂肪酸の分解

脂肪酸の分解（**β酸化**）は，ミトコンドリア内で起こる．長鎖脂肪酸はミトコンドリアの内膜をカルニチンと結合することで通過できる．そして，脂肪酸は分解される前に活性中間体であるアシルCoAに変えられる．これは脂肪酸を完全に分解する全反応のうちで唯一ATPを必要とする反応である．β酸化はアシルCoA分子のカルボキシ基末端のαとβ炭素間で起こり，アセチルCoAを生じる．パルミチン酸（炭素数16）の場合，7回のβ酸化を受け，アセチルCoAが8分子できる．アセチルCoAはクエン酸回路に入り分解されてATPを産生する．

D. 脂肪酸の合成

食後，血糖値が上昇するとインスリンの作用でグルコースが細胞に取り込まれ，脂肪酸が合成され，さらにトリアシルグリセロールがつくられる．**脂肪酸の合成**は，細胞質でアセチルCoAからつくられる．アセチルCoAをカルボキシル化してマロニルCoAにするアセチルCoAカルボキシラーゼが脂肪酸合成の律速酵素

トランス脂肪酸

トランス脂肪酸は工業的に液体の油を固形の油に変える際に生じる脂肪酸であり，植物油からマーガリンやショートニングを作る工程などで作られる．また，油を高温で加熱する調理過程でも生じる．トランス脂肪酸を多く含む油脂を摂取しすぎると，冠動脈疾患のリスクが高まることが明らかになっている．

米国では加工食品の栄養成分表示において，トランス脂肪酸量の表示を義務付けている．日本では今のところ，栄養表示義務などの明確な指針は打ち出されていない．これは，日本人のトランス脂肪酸摂取量が，欧米に比較して少ないためであるが，動脈硬化予防のためには，飽和脂肪酸，コレステロールに加えてトランス脂肪酸量の摂りすぎにも注意するべきである．外食や加工食品に頼りすぎず，市販の菓子類などを減らした食生活を送ることが重要である．

で，インスリンやクエン酸によって活性化され，脂肪酸やアドレナリンによって抑制される．

E. 脂肪エネルギー比率

日本人の食事摂取基準（2020年版）では，**エネルギー産生栄養素バランス**が算定され，その中に**飽和脂肪酸**が含まれている．脂質の食事摂取基準は，炭水化物やタンパク質の摂取量を考慮に入れて設定する必要があるため，総エネルギーに占める割合であるエネルギー比率（%エネルギー）で示されている．そして「脂質については，その構成成分である**飽和脂肪酸**など，質への配慮を十分に行う必要がある」と付記されている．

5.4 コレステロールの特徴

A. 体内でのはたらき

生体膜には，常に一定量の**コレステロール**が存在している．コレステロールが過剰になった場合は，ACAT（アシル-CoA コレステロールアシル基転移酵素）の作用で脂肪酸と結合してコレステロールエステルに変換され，脂肪滴となって細胞質に貯蔵される．

コレステロールからステロイドホルモンが合成される．女性ホルモンであるエストロゲンやプロゲステロン，男性ホルモンであるテストステロン，副腎皮質ホルモンであるグルココルチコイドなどがある．

B. コレステロールの合成

コレステロールは，アセチルCoAを材料として約30段階の**酵素**反応を経て，おもに肝臓で1日に約12 ～ 13 mg/kg体重（体重50 kgの人で600 ～ 650 mg）が合成される．通常，コレステロールの量が過剰になると，コレステロール合成の律速酵素であるHMG-CoA還元酵素の活性をコレステロールが抑制する**フィードバック調節**(阻害)が行われる(図5.7)．

C. コレステロールと動脈硬化

コレステロールは，リポタンパク質となって血液中を移動する．**VLDL**（超低比重リポタンパク質）は，肝臓で合成されたトリアシルグリセロールやコレステロールの輸送を行い，**LDL**（低比重リポタンパク質）は，VLDLが血液中で代謝される過程で合成され，末梢組織にコレステロールを輸送する．LDLは**動脈硬化**の原因となるためLDL中のコレステロールは悪玉コレステロールといわれる．未成熟のHDLは，レシチンコレステロールアシルトランスフェラーゼ（LCAT）の作用によって血管などの末梢組織のコレステロールをエステル化して取り込み，球状のHDLになり，肝臓へ転送される．

高LDLコレステロール血症では，酸化型LDL(変性LDL)がマクロファージによって貪食され，泡沫細胞が形成されて動脈硬化を発症させる．そこでβカロテン，ビタミンC，ビタミンEや緑茶のカテキン，赤ワインのポリフェノールが**抗酸化物質**として注目されている．

図 5.7 コレステロールの代謝

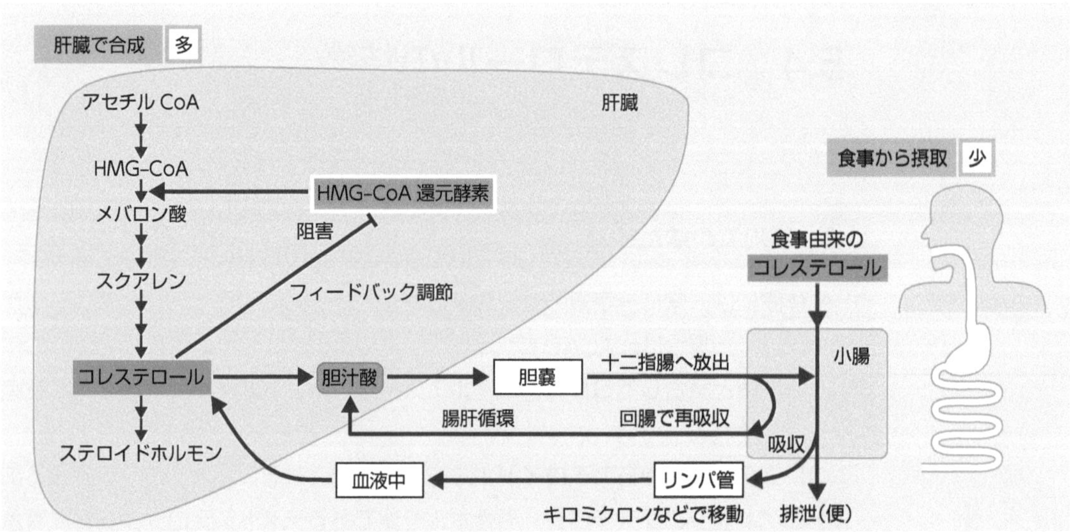

D. 胆汁酸との関係

肝臓でコレステロールから合成された**胆汁酸**（一次胆汁酸：コール酸，ケノデオキシコール酸）は，胆嚢に蓄えられた後，十二指腸に分泌され，食事由来の脂質とミセルを形成することで脂質の消化・吸収を助ける．胆汁酸は，回腸末端でほとんどが再吸収され，肝臓に運ばれて再利用される．これを胆汁酸の**腸肝循環**という（図5.7）．一次胆汁酸に対し，腸内細菌によって代謝を受けたものを二次胆汁酸（デオキシコール酸，リトコール酸）という．

5.5 脂質を多く含む食品

A. 1食あたりの常用量

1食あたりの常用量において脂質を多く含む食品が表5.4である．脂質の含有量は同じ食品群であっても種類や使用する部位によって違うこと，そして見えない油にも注意する必要がある．

表5.5は，コレステロールの多い食品である．「日本人の食事摂取基準（2020年版）」においては，コレステロールの目標量は設定されていないが，これは許容される摂取量に上限が存在しないことを保証するものではない．「動脈硬化性疾患予防ガイドライン2017年版」（日本動脈硬化学会）では，高LDLコレステロール血症を改善する食事の内容として，飽和脂肪酸，コレステロール，トランス脂肪酸の摂取を減らすことを推奨し，コレステロールの摂取は1日200 mg未満に制限

表5.4　脂質を多く含む食品（常用量と100 gあたりの含有量）

＊　脂肪酸のトリアシルグリセロール当量

常用量あたり			100 gあたり	
食品名	1食あたりの常用量（g）	脂質量＊（g/常用量）	食品名	脂質量＊（g/100 g）
牛バラ肉	100	45.6	オリーブ油	98.9
豚バラ肉	100	34.9	牛リブロース・脂身，生	83.0
くろまぐろ	100	23.5	豚リブロース・脂身，生	77.7
即席中華めん	100	16.3	無塩バター	77.0
有塩バター	20	14.9	マカダミアナッツ・いり，味付け	76.6
アボカド	80	15.8	和牛かた・脂身，生	72.8
アーモンド	20	10.4	マヨネーズ・全卵型	72.5
ごま油	10	9.8	ココナッツパウダー	64.3
オリーブ油	10	9.9	鶏卵・乾燥卵黄	52.9
鶏卵・全卵，生	60	5.6	ごま・むき	44.8

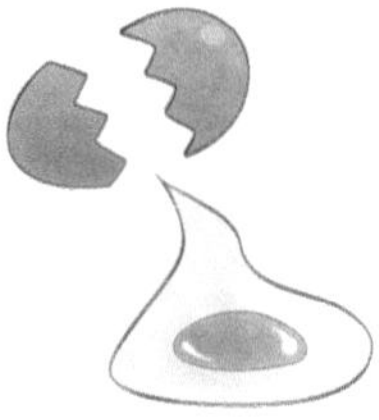

表 5.5　コレステロールを多く含む食品（常用量と 100 g あたりの含有量

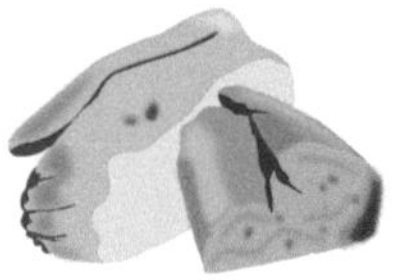

常用量あたり			100 g あたり	
食品名	1 食あたりの常用量（g）	コレステロール量（mg）	食品名	コレステロール量（mg/100 g）
フォアグラ，ゆで	60	390	鶏卵・卵黄，生	1,200
若鶏レバー	60	222	にしん・かずのこ，乾	1,000
鶏卵・卵黄，生	18	216	いか・するめ	980
豚レバー，生	60	150	たたみいわし	710
ししゃも・生干し，焼き	50	150	さくらえび，素干し	700
牛レバー，生	60	144	あんこう・きも，生	560
しろさけ・イクラ	30	144	干しえび	510
すけとうだら・たらこ，生	40	140	しろさけ・すじこ	510
うなぎ，かば焼き	60	138	豚スモークレバー	480
やりいか，生	40	128	しろさけ・イクラ	480

するとしている．コレステロールを多く含む食品は，鶏卵，魚卵や動物性脂肪に多い．しかしコレステロール摂取量と血清脂質との関連がみられないという報告もあるので鶏卵を1日1個程度であれば摂取しても問題ないとされている．

B. 食事摂取基準（18 ～ 29 歳女性）

「日本人の食事摂取基準（2020年版）」では18 ～ 29歳女性における脂肪エネルギー比率の目標量は20 ～ 30 %エネルギー，飽和脂肪酸の目標量は，7 %エネルギー以下に設定されている．なお，飽和脂肪酸は食品から摂取されるだけでなく炭水化物やタンパク質の中間代謝産物であるアセチルCoAからも合成されるため，推定平均必要量，推奨量，目安量は設定されていない．n－6系脂肪酸の目安量は8 g/日，n－3系脂肪酸の目安量は1.6 g/日が示されている．n－6系脂肪酸，n－3系脂肪酸およびコレステロールは，目標量の設定には至っていない．

演習5-1　脂質が不足するとどうなるか．
演習5-2　トリアシルグリセロールは，体内でどのように運搬されるか．
演習5-3　脂肪酸の種類についてまとめよ．
演習5-4　n－3系脂肪酸の生理作用と，多く含む食品を書け．
演習5-5　コレステロールは体内でどのような形で運搬されるか．また，胆汁酸とはどのような関係があるか．

6. ビタミンの栄養

6.1 ビタミンの分類と栄養学的機能

A. ビタミンとは

ビタミンは，成長，生殖，生命維持などのために必須であり，微量で生理作用を有する有機成分の中で，体内で合成することができない，あるいは合成量が必要量に満たないため，食物から摂取しなければならない栄養素である．

ビタミン欠乏症は，成長，妊娠，授乳などによる生体要求量の増大，飢餓による摂取量の不足，摂取食品の偏り，肝障害，腎疾患によるビタミンの活性化障害，胆のう，肝臓，膵臓などの障害や胃・腸切除などによる吸収障害などが原因となり発症する．

ビタミン過剰症は，医原性としてサプリメントなどによる過剰投与によるものが多く，まれにビタミンを大量に含有する食品の摂取によって生じることがある．

B. ビタミンの種類

ビタミンは化学的性質から**脂溶性ビタミン**（ビタミンA，D，E，K）と**水溶性ビタミン**（ビタミンB群，C）に分類される（表6.1）．脂溶性ビタミンは，油に溶けやすいので油で調理すると吸収されやすい．水溶性ビタミンは，水に溶けやすいので長時間の加熱や水洗いで多くのビタミンが失われる．脂溶性ビタミンは肝臓に大量に蓄積されるため欠乏症は起こりにくいが，過剰症が起こりやすい．一方，水溶性ビタミンは尿中に排泄されやすく体内蓄積量が少ないため欠乏症を生じやすいが，過剰症は起こりにくい．

ビタミン			作用	欠乏症	過剰症
脂溶性ビタミン	ビタミンA		成長，視覚，生殖，皮膚粘膜保持	夜盲症，眼球結膜乾燥症，成長低下，皮膚・粘膜の角化，易感染	頭蓋内圧上昇，頭痛，催奇形成，食欲不振
	ビタミンD		成長，カルシウム・リン代謝，骨強化	骨軟化症（成人），くる病（小児），骨粗鬆症，テタニー	高カルシウム血症，石灰沈着，嘔吐
	ビタミンE		生体内抗酸化作用，過酸化脂質の分解，老化抑制	溶血性貧血，深部感覚障害，小脳失調	頭痛，疲労，吐き気
	ビタミンK		血液凝固因子の合成，骨へのカルシウム沈着	出血傾向，骨粗鬆症	溶血性貧血，高ビリルビン血症
水溶性ビタミン	ビタミンB群	ビタミン B_1	糖代謝，脂肪酸合成に必要な酵素の補酵素	脚気，ウェルニッケ脳症，乳酸アシドーシス	
		ビタミン B_2	脂質代謝酵素などの補酵素	舌炎，口角炎，口内炎，皮膚炎，皮膚乾燥	
		ナイアシン	NAD・NADP の成分	ペラグラ（皮膚炎，下痢，認知症）	消化管・肝臓の障害
		ビタミン B_6	アミノ酸代謝酵素などの補酵素	皮膚炎，貧血，痙攣，多発性神経炎，食欲不振	感覚障害
		ビタミン B_{12}	核酸合成など	巨赤芽球性貧血，舌炎，進行性麻痺	
		葉酸	核酸合成など	巨赤芽球性貧血，神経管欠損症，舌炎，口内炎	
		パントテン酸	エネルギー産生，CoA の成分	疲労，不眠，頭痛，体重減少，脱毛	
		ビオチン	糖代謝，脂肪酸合成に必要な酵素の補酵素	皮膚炎，貧血，神経障害，悪心，食欲不振，脱毛	
	ビタミンC		抗酸化作用，コラーゲン合成など	壊血病，出血，骨形成不全	

表6.1 ビタミンの分類と栄養学的機能
空欄は特になしを示す．
NAD：nicotinamide adenine dinucleotide（ニコチンアミドアデニンジヌクレオチド），NADP：nicotinamide adenine dinucleotide phosphate（還元型NAD），CoA：coenzyme A（補酵素A）

6.2 脂溶性ビタミンのはたらきと欠乏症および過剰症

A. ビタミンA

a. ビタミンAの代謝

ビタミンAはおもに動物性食品に含まれており，末端構造により**レチノール**（アルコール），**レチナール**（アルデヒド），**レチノイン酸**の3種類に分類される（図6.1）．また，食品中にはビタミンA以外に体内でビタミンAに変換されるプロビタミンA（ビタミンAの前駆体，カロテノイドなど）もある．プロビタミンAは，おもに植物性食品に含まれており，赤や黄色の色素として存在している．特に**β-カロテン**（図6.1）は，ほかのカロテノイドに比べ，効率よくビタミンAに変換される．

食事からビタミンAを摂取すると，脂質とともに小腸粘膜上皮細胞に吸収される．吸収されたビタミンAの一定量は肝臓に貯蔵され，残りは血液によって各組織のタンパク質と結合し組織を健全な状態に保護するはたらきをしている．生理

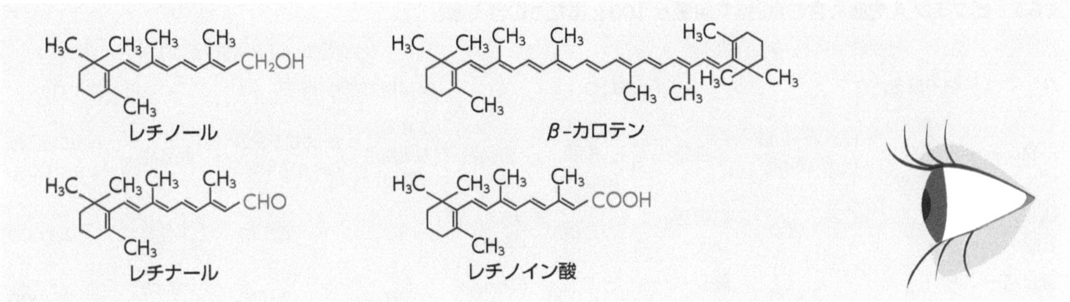

図 6.1　ビタミンAは視力の維持に重要

作用としては皮膚や粘膜を正常に保つことや，細菌に対する抵抗力を高める作用がある．特に目に関してはレチノイドの名前が網膜（retina）に由来するように網膜細胞の保護に用いられ，レチナールは網膜上にある視細胞のうち薄明視に重要な細胞でタンパク質と結合して光の刺激を伝達する．このことで薄暗いところでの視力を保つ作用を示す（図6.1）．また，β-カロテンは抗酸化作用や免疫賦活化作用があり，がんの予防に有効であるといわれている．

b．ビタミンAの欠乏と過剰

欠乏症は，ビタミンAの不十分な摂取や脂肪吸収不良，肝臓疾患によって起こる．ビタミンAの欠乏により**皮膚湿疹**や**夜盲症**（暗部の視力が著しく衰え，目がよく見えなくなる病気），眼球乾燥症を引き起こす．開発途上国の子どもたちは動物性食品の摂取不足による長期のビタミンA摂取不足で視力低下や症状が悪化し失明する場合もあるが，治療としてビタミンA投与によって症状が改善する．

脂溶性ビタミンであるビタミンAは体内に蓄積されるので，過剰摂取をすると副作用が出てくる．症状としては脱毛や皮膚の脱落，頭痛，脳圧の上昇などが挙げられる．また妊娠中に極めて多量のビタミンAを摂取すると，胎児に奇形を起こすといった先天性異常が起きる可能性が高くなるという報告がある．妊娠3か月以内，および妊娠を希望する婦人はビタミンAを多く含む食品（表6.2），サプリメントや医薬品によるビタミンAの過剰摂取に注意が必要である．なお，β-カロテンの大量摂取による健康障害は今のところ報告されていない．

c．ビタミンAの摂取基準と含有食品

通常必要量として表記されている**レチノール活性当量**（RAE）という指数は，レチノールの量とカロテンのレチノール換算量の合計の数値である．ビタミンAの1日の推奨量は成人男性（18~29歳）で850 μgRAE，女性（15~29歳）で650 μgRAEである（表6.3）．ビタミンAの成分レチノールは，肉類では豚，牛，鶏の肝臓に多く含まれるほか（表6.2），卵やバターなどの乳製品にも多く含まれる．一方，β-カロテンは緑黄色野菜やあまのり，抹茶などにも多く含まれる（表6.2）．また，β-カロテンは油と一緒に調理すると吸収率がよくなるので，野菜サラダなどはそのまま食べるよりもドレッシングやマヨネーズをかけて食べ，ほうれん

表 6.2　ビタミン A を多く含む食品（常用量と 100 g あたりの含有量）

ビタミン A（レチノール）					ビタミン A（β-カロテン）				
常用量あたり			100 g あたり		常用量あたり			100 g あたり	
食品名	1 食あたりの常用量（g）	レチノール量（μg/ 常用量）	食品名	レチノール量（μg/100g）	食品名	1 食あたりの常用量（g）	β-カロテン量（μg/ 常用量）	食品名	β-カロテン量（μg/100 g）
鶏レバー（生）	50	7,000	豚スモークレバー	17,000	ほうれん草（冷凍）	80	4,240	あまのり・ほしのり	38,000
豚レバー（生）	30	3,900	鶏レバー・生	14,000	にんじん（生）	30	2,070	パセリ・乾	28,000
ぎんだら・水煮	100	1,800	あんこう・きも（生）	8,300	にら（ゆで）	30	1,320	とうがらし・果実（乾）	14,000
うなぎ・養殖（生）	60	1,440	うなぎ・養殖（生）	2,400	タアサイ（ゆで）	50	1,200	しそ・葉（生）	11,000
フォアグラ・ゆで	60	600	ほたるいか・ゆで	1,900	葉だいこん・葉（生）	50	1,150	青汁・ケール	10,000

表 6.3　各脂溶性ビタミンの食事摂取基準（18 ～ 29 歳女性）

	推定平均必要量	推奨量	目安量	耐容上限量
ビタミン A（μgRAE/ 日）*	450	650	—	2,700
ビタミン D（μg/ 日）	—	—	8.5	100
ビタミン E（mg/ 日）	—	—	5.0	650
ビタミン K（μg/ 日）	—	—	150	—

＊　μgRAE ＝レチノール（μg）＋β-カロテン（μg）× 1/12 ＋α-カロテン（μg）× 1/24 ＋β-クリプトキサンチン（μg）× 1/24 ＋その他のプロビタミン A カロテノイド（μg）× 1/24

草やにんじんなどは油で炒めて調理すると効果的である．

B. ビタミン D

a. ビタミン D の代謝

ビタミンDとは，**ビタミンD_2**（エルゴカルシフェロール）と**ビタミンD_3**（コレカルシフェロール）の総称である（図6.2）．ビタミンD_2は紫外線の照射によってキノコ類や海藻などに存在するエルゴステロールから生成される．ビタミンD_3は，ヒトの皮膚に存在する7-デヒドロコレステロール（7-DHC）に紫外線が照射されることにより生成される．

ビタミンDは，骨の形成や成長に重要なカルシウムの吸収に深くかかわり，骨の成長のほか免疫力を高めるはたらきもあり丈夫な体づくりには必要不可欠である（図6.2）．体内に取り入れられたビタミンDは小腸から脂質と一緒に吸収され，おもに肝臓で貯蔵される．ビタミンD_2とD_3は両者ともそのままでは活性を示さず，どちらの型も肝臓と腎臓の酵素のはたらきによって**活性型ビタミンD**に変換される．ビタミンDは活性型ビタミンDとなって初めてはたらき，小腸粘膜のカルシウム結合タンパク質の合成を促進し小腸でのカルシウムやリンの吸収を

図 6.2　ビタミンDは骨を強くする

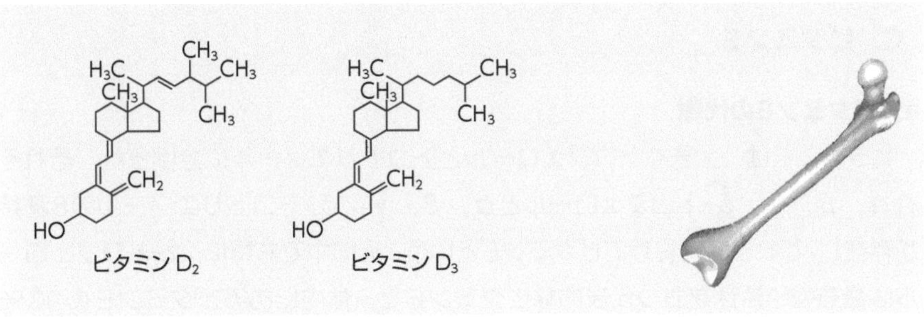

高めて血中カルシウム濃度を一定に保ち骨や歯への沈着を促す．また骨組織においてビタミンDは甲状腺ホルモン（カルシトニン）や副甲状腺ホルモン（パラソルモン）と協力しあって血液中のカルシウムやリンの恒常性を維持する．

b．ビタミンDの欠乏と過剰

日照不足，過度な紫外線対策，ビタミンD吸収障害，肝障害や腎障害による活性型ビタミンDへの変換が行われない場合などに，カルシウムおよびリンの吸収が進まないことによる骨の**カルシウム沈着障害**が発生する．代表的な例としては**骨軟化症**（小児では**くる病**），**骨粗鬆症**が挙げられる．

ビタミンDを過剰摂取すると血液中のカルシウム濃度が上昇する高カルシウム血症となり，全身倦怠感や食欲不振，嘔吐，下痢，脱水症状，体重減少などの症状が起こる．また血管や内臓，筋肉にカルシウムが沈着して動脈硬化や腎不全などの臓器障害のリスクを高める．

c．ビタミンDの摂取基準と含有食品

ビタミンDの1日の目安量は成人男女（18歳以上）ともに8.5 μgである（表6.3）．ビタミンDは含まれている食品群と含まれていない食品群がはっきりと分かれるビタミンで，卵類やきのこ類，肉類の一部には多く含まれ，特に魚類には全般に多く含まれている（表6.4）．ビタミンDは脂溶性ビタミンであるため油に溶けた状態で体内に吸収される．したがって揚げ物や炒め物など油を使った調理法が効果的である．

表 6.4　ビタミンDを多く含む食品（常用量と 100 g あたりの含有量）

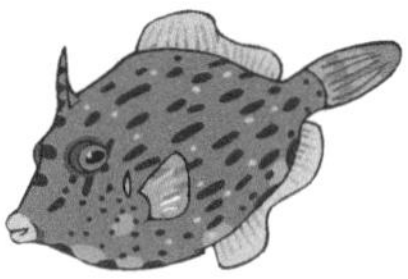

常用量あたり			100 g あたり	
食品名	1食あたりの常用量（g）	ビタミンD量（μg/常用量）	食品名	ビタミンD量（μg/100 g）
かわはぎ（生）	70	30.1	あらげきくらげ・乾	130
べにざけ（焼き）	60	22.8	加工品・塩辛	120
にしん・開き干し	50	18.0	あんこう・きも（生）	110
うなぎ・かば焼き	60	11.4	しらす干し・半乾燥品	61
まあじ・焼き	70	8.4	みりん干し・まいわし	53

C. ビタミンE

a. ビタミンEの代謝

ビタミンEは，大きくトコフェロールとトコトリエノールに分けられ，それぞれα《アルファ》，β《ベータ》，γ《ガンマ》，δ《デルタ》-トコフェロールとα，β，γ，δ-トコトリエノールの8種類が存在し，これらを総称してビタミンEという．その中でも特に，α-トコフェロールは最も強い活性をもつ代表的なビタミンEで，体内にあるビタミンEの90％を占めている（図6.3）．医薬品や食品，飼料のビタミンE強化目的や食品添加物の酸化防止剤として広く利用されている．特性として熱や酸では壊れにくく，酸素や光により酸化分解される．

ビタミンEは生体膜に豊富に存在し，生体膜や血中リポタンパク質に含まれている不飽和脂肪酸の酸化を防ぐはたらきをしている．赤血球膜は活性酸素によって酸化されると壊れ，赤血球数が減って**溶血性貧血**が起きる．ビタミンEはその抗酸化作用で活性酸素から赤血球膜を守り赤血球の破壊や減少を防止する．また，細胞膜の酸化による老化や血液中のLDLコレステロールの酸化による動脈硬化，生活習慣病や老化と関連する疾患をビタミンEの抗酸化作用で予防することが期待されている．そのほかにもホルモン分泌の調節作用を整え，生殖機能の維持，改善にはたらきかける作用をもつ．

b. ビタミンEの欠乏と過剰

ビタミンE欠乏症は，脂肪の吸収不良がおもな要因であるが，先進国の成人ではあまりみられない．ビタミンE欠乏では生体膜の機能障害が起こり，おもな症状として溶血性貧血や神経学的欠損が発生する．また，不妊症や筋萎縮症，脳軟化症の原因になると考えられているが，**植物油にビタミンEは豊富**に含まれているので普通の食生活で欠乏することはほとんどない．

脂溶性ビタミンは吸収されると肝臓に蓄積されるが，ビタミンEは肝臓を経由するものの，細胞膜などの脂質が存在するところや筋肉，ホルモン分泌器官など全身の至る所に分布し，**貯蔵組織が広範囲**であることが特性である．また，吸収されたビタミンEは血液によって各組織に分布するが，はたらきが終わるとほかの物質に変わって尿中や胆汁を経て糞便中に排泄され，さらに皮脂腺からも排泄されるので，過剰に蓄積されることは少ないと考えられており，明らかな副作用は見られない．しかし，極めて多量のビタミンEを摂取した成人が，筋力低下，疲労，吐き気，下痢を起こすこともある．

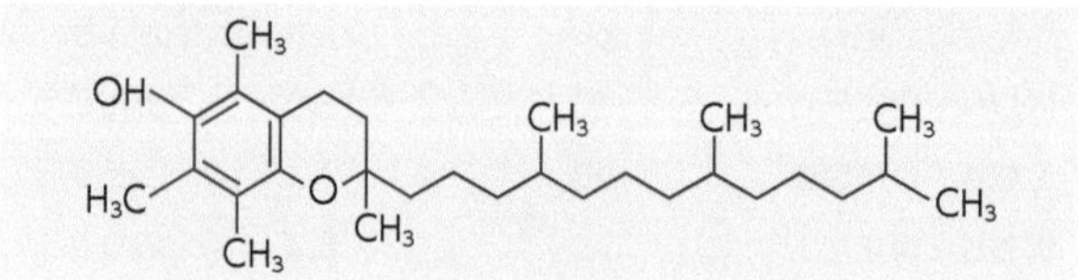

図6.3　ビタミンE（α-トコフェロール）の構造式

表6.5　ビタミンEの多い食品（常用量と100 g あたりの含有量）

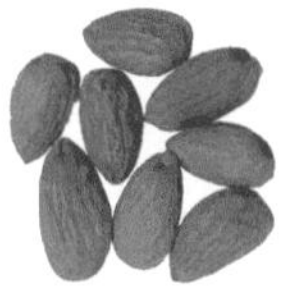

常用量あたり			100 g あたり	
食品名	1食あたりの常用量（g）	α-トコフェロール量（mg/常用量）	食品名	α-トコフェロール量（mg/100 g）
アーモンド・乾	20	6.0	せん茶・茶	65
ひまわり油	15	5.9	ひまわり油，高リノール酸	39
あゆ・養殖（焼き）	60	4.9	とうがらし・果実，乾	30
サフラワー油	15	4.1	小麦胚芽	28
かき・養殖・生	50	0.7	抹茶	28

c. ビタミンEの摂取基準と含有食品

ビタミンEの1日の目安量は成人男性（18～49歳）で6.0 mgで，女性（18～29歳）で5.0 mgである（表6.3）．ビタミンEを多く含む食品には，ひまわり油や米ぬか油，大豆油などの食物油，アーモンドやひまわりの種などの種実油，小麦胚芽などが挙げられる（表6.5）．ビタミンEは活性酸素と結びつき，その効力を失わせるので細胞は酸化の被害を受けずにすむ．活性酸素と結合したビタミンEはその効力を失うが，ビタミンCのはたらきで再び抗酸化力を回復するので，ビタミンCと一緒に摂ることで抗酸化力が高まる．脂溶性ビタミンであるビタミンEは油との相性が抜群で，油を使って料理すれば身体への吸収もよくなる．ただし，古い油にはビタミンEを不活性化する過酸化脂質が溜まっている場合が多いので，新しいものを使うようにするとよい．また，ビタミンEは熱や酸に強く壊れにくいので，料理するうえでの制約が少ないのが特徴である．

D. ビタミンK

a. ビタミンKの代謝

天然に存在する**ビタミンK**は2種類あり，緑黄色野菜や海草類といった植物由来の**ビタミンK_1**（フィロキノン）と納豆やチーズなどに多く含まれる微生物由来の**ビタミンK_2**（メナキノン）がある（図6.4）．ビタミンK_2は，腸内細菌も合成するため，私たちの身体では食品から摂取するビタミンKと，体内の腸内細菌や組織

図6.4　ビタミンKは血液凝固に重要

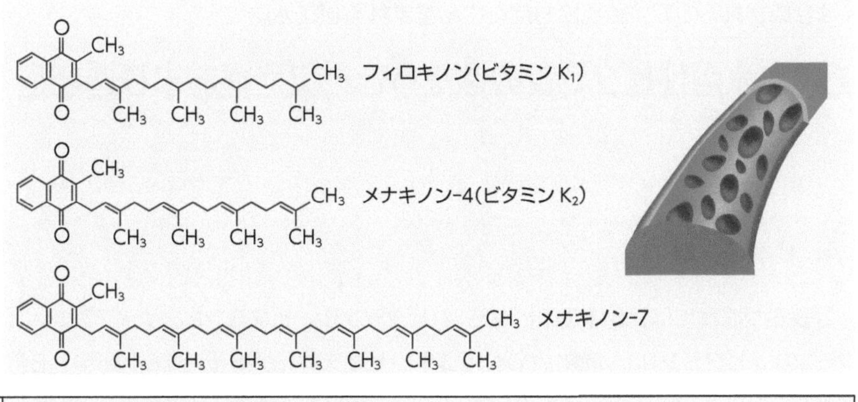

常用量あたり			100 g あたり	
食品名	1 食あたりの常用量(g)	ビタミンK量(μg/常用量)	食品名	ビタミンK量(μg/100 g)
挽きわり納豆	40	372	玉露・茶	4,000
こまつな・葉(ゆで)	80	256	あまのり・ほしのり	2,600
ほうれん草・(冷凍)	80	240	わかめ・乾燥わかめ・板わかめ	1,800
からしな・葉(生)	80	208	青汁・ケール	1,500
キャベツ・生	150	117	パセリ・乾	1,300

表 6.6　ビタミンKの多い食品(常用量と100 g あたりの含有量)

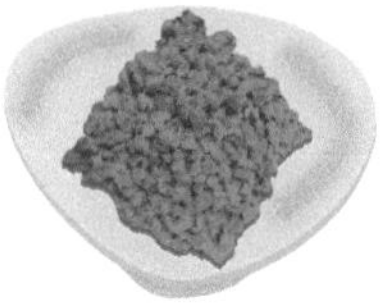

でつくられたビタミンKの両方を利用している．特性として熱には安定であるが，光やアルカリ，アルコールで壊れやすい．

b. ビタミンKの欠乏と過剰

ビタミンKは，出血したときに血液を固めて止血する**血液凝固因子**のはたらきに必要である（図6.4）．また，骨の健康維持にも不可欠で，骨にあるタンパク質を活性化し骨の形成を促す．このため，ビタミンKは骨粗鬆症の治療薬としても使われている．

ビタミンKは，通常の食生活をしていれば欠乏することはほとんどないが，脂質吸収不全や肝臓病などで欠乏症が起こる場合もある．症状としては鼻血，胃腸からの出血，月経過多，血尿，血液凝固の遅延などが現れる．また，慢性的なビタミンK不足は，骨粗鬆症や骨折を引き起こす．新生児は腸内細菌叢が未発達で，乳汁中のビタミンK量が少ないので**新生児出血症**を起こしやすい．そのため出生直後の新生児にはビタミンKが予防投与されている．

ビタミンK_1およびK_2は，現在のところ大量に摂取しても毒性がないことが報告されている．

c. ビタミンKの摂取基準と含有食品

ビタミンKの1日の目安量は成人男女（18歳以上）ともに150 μgである（表6.3）．ビタミンKは植物の葉緑体で合成されるので葉物野菜や藻類をしっかり摂取することでビタミンKを十分に摂取することができる．また，微生物からもビタミンKは合成されるので，**納豆**にもたくさん含まれる（表6.6）．

6.3 水溶性ビタミンのはたらきと欠乏症および過剰症

A. ビタミンB群

ビタミンB群には，8種類のビタミン（ビタミンB_1，ビタミンB_2，ナイアシン，ビタミンB_6，ビタミンB_{12}，葉酸，パントテン酸，ビオチン）がある（表6.1参照）．B群

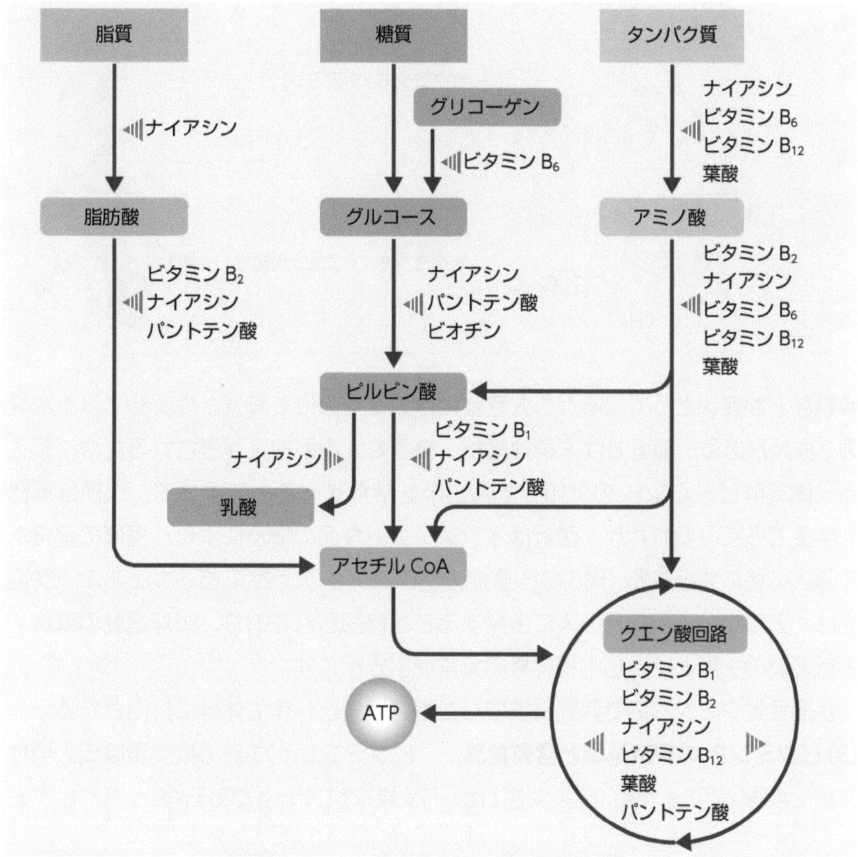

図 6.5　エネルギー代謝にかかわるビタミンB群

のビタミンはお互いに協力関係をもちながら，さまざまな物質代謝にかかわっている（図6.5）．摂取されたビタミンB群は，小腸から吸収されて体内を巡り，体内すべての細胞にエネルギーを供給するためにはたらく．

a．ビタミンB_1

(1) ビタミンB_1の代謝　ビタミンB_1（チアミン）は，1910年に鈴木梅太郎によって米糠から発見された水溶性のビタミンである．天然には**チアミン1リン酸**（TMP），**チアミン2リン酸**（TPPまたはTDP），**チアミン3リン酸**（TTP）の3種類のリン酸エステルが存在し，これら3種類のビタミンB_1のリン酸エステル体は摂取するとビタミンB_1となって吸収され，生体内で再びリン酸化される．酸性では安定しているが，アルカリ性，熱に不安定という特性がある．

ビタミンB_1は，糖質の代謝に関与し，糖質からのエネルギー産生と，皮膚や粘膜の健康維持を助けるはたらきをする．また，糖質を栄養源として使っている脳の中枢神経や手足の末梢神経の機能を正常に保つ．糖質を多く摂取するとビタミンB_1の必要量も増える．

(2) ビタミンB_1の欠乏と過剰　ビタミンB_1が不足すると全身倦怠感や手足の

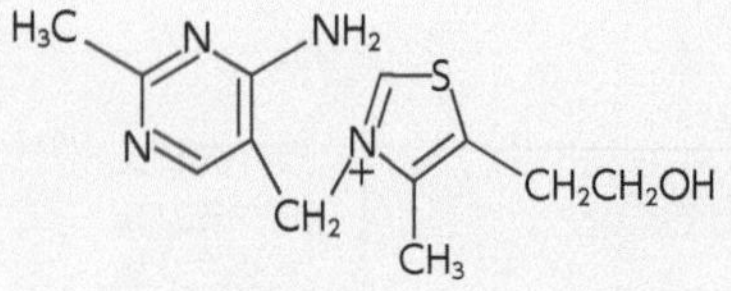

ビタミンB_1(チアミン)

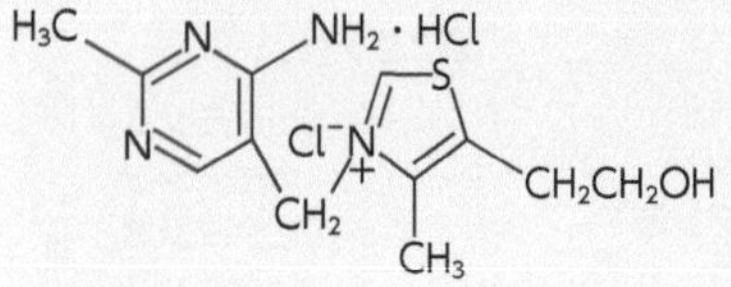

ビタミンB_1(チアミン塩酸塩)

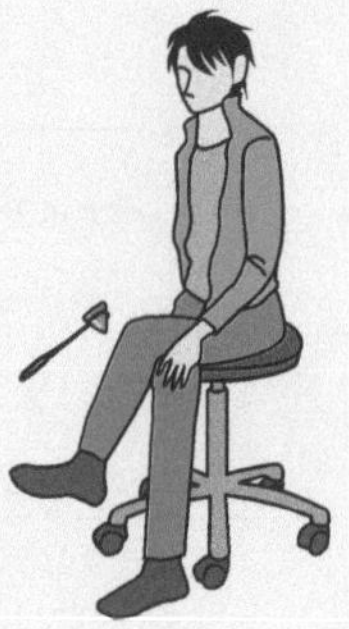

図6.6　脚気はビタミンB_1の欠如で発症

痺れなどが症状として出るが，欠乏症には大きく分けて**脚気**と**ウェルニッケ脳症**の2種類がある．前者では末梢神経が，後者では中枢神経が侵されるために起こる．脚気はビタミンB_1の欠如した精白米を常食することによって，以前は軍隊や学生で多くみられたが，最近はインスタント食品の普及により，極度の偏食をする人に稀に見られる（図6.6）．重症のビタミンB_1欠乏症であるウェルニッケ脳症は，アルコール依存症の人に多発することが知られており，眼球運動の麻痺や歩行運動の失調といった中枢神経の異常を引き起こす．

水溶性ビタミンなので過剰に摂取した場合は尿と一緒に体外に排出される．

(3)ビタミンB_1の摂取基準と含有食品　ビタミンB_1の1日の推奨量は成人男性(18～49歳)で1.4 mg，成人女性(18～74歳)で1.1 mgである(表6.7)．ビタミ

	推定平均必要量	推奨量	目安量	耐容上限量
ビタミンB_1(mg/日)	0.9	1.1	—	—
ビタミンB_2(mg/日)	1	1.2	—	—
ナイアシン(mgNE/日)	9	11	—	250
ビタミンB_6(mg/日)	1	1.1	—	45
ビタミンB_{12}(μg/日)	2	2.4	—	—
葉酸(μg/日)	200	240	—	900
パントテン酸(mg/日)	—	—	5	—
ビオチン(μg/日)	—	—	50	—
ビタミンC(mg/日)	85	100	—	—

表6.7　各水溶性ビタミンの食事摂取基準(18～29歳女性)
NE=ナイアシン当量=ナイアシン+1/60トリプトファン

常用量あたり			100 gあたり	
食品名	1食あたりの常用量(g)	ビタミンB_1量(mg/常用量)	食品名	ビタミンB_1量(mg/100 g)
豚ヒレ・赤肉，生	60	0.79	酵母・パン酵母，乾燥	8.81
豚モモ・皮下脂肪なし，焼き	60	0.71	米ぬか	3.12
うなぎ・蒲焼き	60	0.45	豚ヒレ・赤肉，焼き	2.09
生ハム・促成	30	0.28	即席中華めん・油揚げ味付け	1.46
そらまめ・未熟豆・ゆで	50	0.11	まいたけ，乾	1.24

表6.8　ビタミンB_1を多く含む食品(常用量と100 gあたりの含有量)

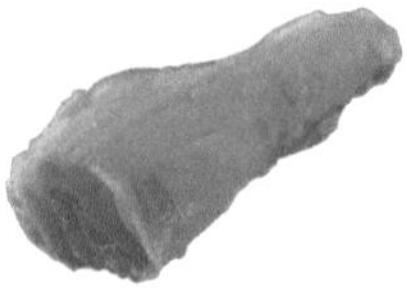

ンB_1を多く含む食品は，豚肉，小麦粉などの穀類のほか，大豆やグリンピースなどの豆類，種実類，うなぎやフナ，コイなどの魚類が挙げられる（表6.8）．また，豚肉は各部位だけでなく豚の加工食品であるハムにもビタミンB_1が多く含まれている．水溶性のビタミンB_1は水に溶けやすいので，野菜などを水で洗う際は素早く洗うようにし，煮物料理も汁にビタミンB_1がたくさん溶け出るため食事の際は汁も一緒に摂ることで無駄なくビタミンB_1を摂取することができる．ビタミンB_1は熱によって壊れやすく，加熱調理だと平均して30~50％程度ロスするので，生で食べられる物はそのまま食べるとよい．また，ビタミンB_1はアルカリで分解されやすいので，重曹などのアルカリ性のものと一緒に料理するときには注意が必要である．さらに，ビタミンB_1はエネルギー代謝にはたらくため糖入りの清涼飲料水やジュース類などを摂り過ぎるとその分たくさんのビタミンB_1を消費してしまうので，注意が必要である．

b．ビタミンB_2

(1) ビタミンB_2の代謝　ビタミンB_2（リボフラビン）は，おもに皮膚や粘膜の健康維持を助けるはたらきをもつビタミンで，糖質，タンパク質，脂質からのエネルギーの生成に広くかかわっている．エネルギー摂取量が増加するとビタミンB_2の必要量が増える．

(2) ビタミンB_2の欠乏と過剰　不足すると発育・成長が阻害されるほか，口の端が切れる口角炎，口内炎，舌炎，脂漏性皮膚炎といった症状が引き起こされる（図6.7）．

水溶性ビタミンなので，過剰に摂取した場合は尿と一緒に体外に排出される．

図6.7　ビタミンB_2不足は口内炎を発症
●は多発部位

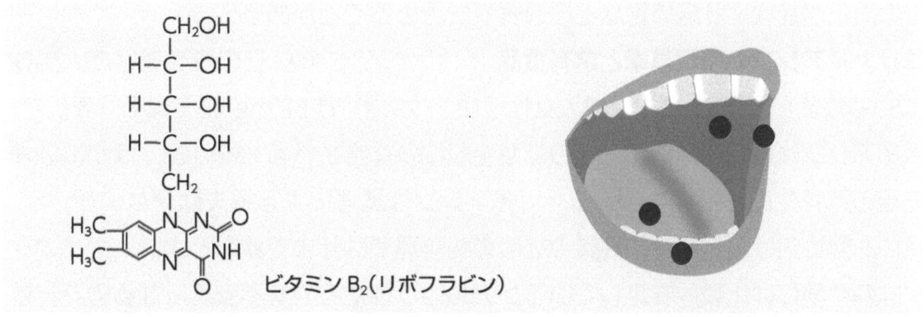

表6.9　ビタミンB_2を多く含む食品（常用量と100 gあたりの含有量）

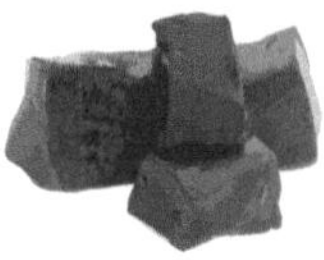

常用量あたり			100 g あたり	
食品名	1食あたりの常用量(g)	ビタミンB_2量(mg/常用量)	食品名	ビタミンB_2量(mg/100 g)
牛レバー，生	50	1.50	豚スモークレバー	5.17
鶏レバー，生	50	0.90	あまのり・ほしのり	2.68
うなぎ・蒲焼き	60	0.44	即席みそ・粉末タイプ	2.58
加工乳・低脂肪	200	0.36	いわのり，素干し	2.07
ナチュラルチーズ・パルメザン	50	0.34	鶏レバー，生	1.80

(3) ビタミンB_2の摂取基準と含有食品　ビタミンB_2の1日の推奨量は成人男性(18～49歳)で1.6 mg，成人女性(18～74歳)で1.2 mgである(表6.7)．ビタミンB_2は，野菜や穀類などの植物性食品よりも，肉や魚などの動物性食品に多く含まれている．特にレバーは一度に摂れる量も多いので補給には適している(表6.9)．水溶性のビタミンB_2は水に溶けやすいので野菜などを水で洗う際は素早く洗うようにし，煮物料理も汁にビタミンB_2がたくさん溶け出るため食事の際は汁も一緒に摂ることで無駄なくビタミンB_2を摂取することができる．ビタミンB_2は日光や紫外線に弱いので，食材の保管には直射日光の当たらない場所や包装を選ぶとよい．また，ビタミンB_2はアルカリで分解されやすいので，重曹などのアルカリ性のものと一緒に料理するときには注意が必要である．

c. ナイアシン

(1) ナイアシンの代謝　ナイアシンは**ニコチン酸**と**ニコチンアミド**の総称（図6.8)だが，体内で**トリプトファン**からも合成することができる．

　ナイアシンは，糖質，タンパク質，脂質から，細胞でエネルギーを産生する際にはたらく酵素を補助する不可欠なビタミンである．これは皮膚や粘膜の健康維持を助け，抗皮膚炎作用または脳神経のはたらきを助ける．

(2) ナイアシンの欠乏と過剰　日本では普通の食事をしている限り欠乏症の心配はほとんどないが，アルコール依存症患者や極度の栄養不良のある者はナイアシンの不足がすすむと**ペラグラ**(イタリア語で「皮膚の痛み」という意味)という欠乏症になる(図6.8)．

　薬やサプリメントで誤って大量摂取すると，皮膚炎や消化不良，ひどい下痢などの消化器症状，肝臓障害などの過剰症を認めることがある．

(3) ナイアシンの摂取基準と含有食品　ナイアシンの1日の推奨量は成人男性（18～49歳）で15 mgNE，成人女性（18～29歳）で11 mgNEである（表6.7)．ナイアシンは魚介類や肉類，きのこ類全般に多く含まれる(表6.10)．ほかには種実類の落花生にも多く含まれる．ナイアシンは調理による損失は少ないが，水，特にお湯に溶け出しやすい性質のため煮物料理では汁まで飲むとよい．ナイアシンは熱や酸には比較的安定しているがアルカリ性だとやや不安定になるので，重曹などのアルカリ性のものと一緒に料理するときには注意が必要である．少しではあるがナイアシンはタンパク質の構成アミノ酸であるトリプトファンからも合

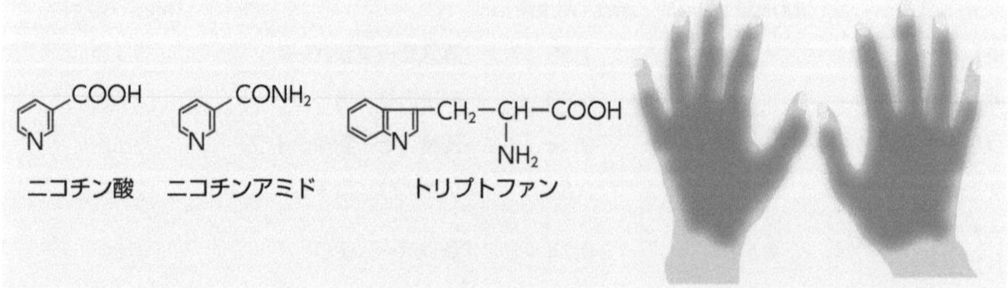

図6.8　ナイアシン不足で皮膚炎(ペラグラ)を発症
日光にあたった部位(手，首など)に多発する．

表 6.10　ナイアシンを多く含む食品（常用量と 100 g あたりの含有量）

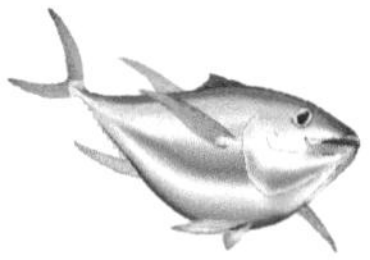

常用量あたり			100 g あたり	
食品名	1 食あたりの常用量（g）	ナイアシン量（mg/ 常用量）	食品名	ナイアシン量（mg/100 g）
びんなが・生	60	12.6	まいたけ・乾	64.0
すけとうだら・たらこ・焼き	20	11.4	すけとうだら・たらこ・焼き	57.0
かつお・春捕り・生	60	11.4	インスタントコーヒー	47.0
若どり・ささみ・ゆで	50	5.5	すけとうだら・からしめんたいこ	20.0
ぎんざけ・養殖・焼き	70	5.2	めじまぐろ・生	19.0

成されるため，タンパク質を十分に摂取していればナイアシン不足は起きにくいといわれている．

d．ビタミン B_6

(1) ビタミン B_6 の代謝　ビタミン B_6 は，タンパク質や脂質の代謝に必要な栄養素である（図 6.9）．腸内細菌によっても合成されるため，欠乏症は起こりにくいとされているが，抗生物質を長期間服用していると，腸内細菌の育成が妨げられるので注意が必要である．

タンパク質の代謝にかかわるトランスアミナーゼの補酵素としてはたらくため，タンパク質の摂取量が増加するとビタミン B_6 の必要量も増加する．皮膚の抵抗力を高め，神経のはたらきを正常に保ち，そのほかには脂質代謝を助けて脂肪肝を予防する．

(2) ビタミン B_6 の欠乏と過剰　欠乏症では貧血や食欲不振，舌炎や皮膚炎などの症状が起きるが，腸内細菌でもビタミン B_6 は合成されることから一般的には不足しにくい．普通の食生活で過剰症は起こりにくいが，長期間多量摂取した場合に感覚障害や筋肉の脆弱が報告されている．

(3) ビタミン B_6 の摂取基準と含有食品　ビタミン B_6 の 1 日の推奨量は成人男

図 6.9　ビタミン B_6 誘導体の構造式

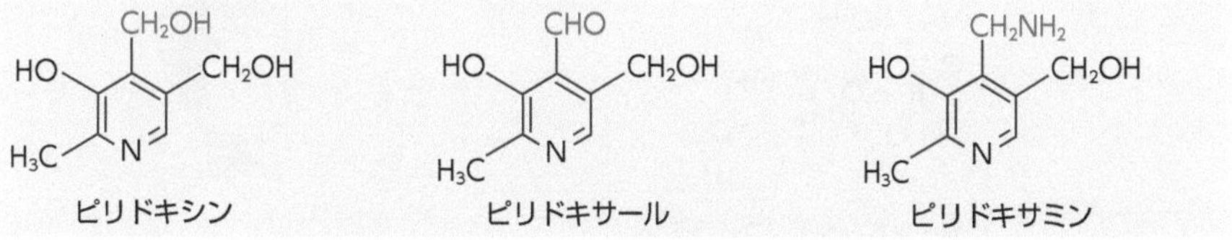

表 6.11　ビタミン B_6 を多く含む食品（常用量と 100 g あたりの含有量）

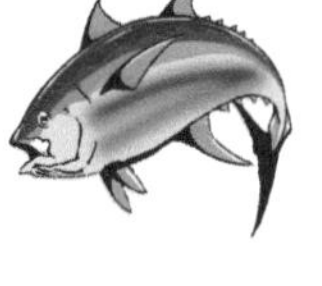

常用量あたり			100 g あたり	
食品名	1 食あたりの常用量（g）	ビタミン B_6 量（mg/ 常用量）	食品名	ビタミン B_6 量（mg/100 g）
くろまぐろ・赤身・生	80	0.68	とうがらし・果実，乾	3.81
びんなが・生	60	0.56	ガーリックパウダー	2.32
こまつな・葉（ゆで）	80	0.48	バジル・粉	1.75
かつお・生	60	0.46	パセリ・乾	1.47
牛レバー・生	50	0.45	パン酵母，乾燥	1.28

性（18歳以上）で1.4 mg，成人女性（18歳以上）で1.1 mgである（表6.7）．ビタミンB_6は牛や豚，鶏のレバー，魚の赤身のほか，ひまわりの種やピーナッツなどの種実類に多く含まれる（表6.11）．また，ビタミンB_6が体内で活性型（ピリドキサール5'-リン酸）に変わるにはビタミンB_2の助けが必要なので，ビタミンB_2の摂取不足に注意が必要である．

e. ビタミンB_{12}

(1) ビタミンB_{12}の代謝　**ビタミンB_{12}**はミネラルの一種のコバルトを含むため，コバラミンともいわれる（図6.10）．ビタミンB_{12}は胃粘膜から分泌される内因子と結合して回腸から吸収される．

ビタミンB_{12}は，動物性食品に多く含まれており，葉酸と協力して赤血球中のヘモグロビン生成を助けて貧血の予防に作用する．また，脳からの指令を伝える神経を正常に保ち，DNAやタンパク質の合成の調節や補酵素としてさまざまな代謝にかかわっている．

(2) ビタミンB_{12}の欠乏と過剰　ビタミンB_{12}が不足すると，赤血球数の減少や巨大な赤血球ができる**巨赤芽球性貧血**が起こる（図6.10）．極端な偏食でない限り

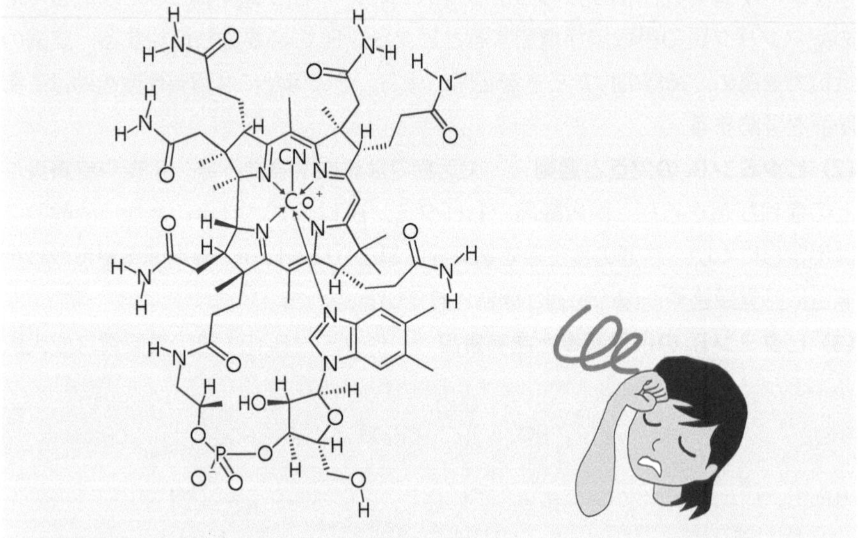

ビタミンB_{12}（シアノコバラミン）

図6.10　ビタミンB_{12}不足は巨赤芽球性貧血を招く

表6.12　ビタミンB_{12}を多く含む食品（常用量と100 gあたりの含有量）

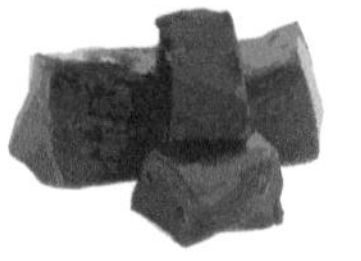

常用量あたり			100 gあたり	
食品名	1食あたりの常用量(g)	ビタミンB_{12}量（μg/常用量）	食品名	ビタミンB_{12}量（μg/100 g）
牛レバー・生	50	26.5	しじみ・水煮	82.0
鶏レバー・生	50	22.0	あまのり・ほしのり	78.0
あかがい・生	30	17.7	かたくちいわし・田作り	65.0
かき・養殖・生	50	11.5	あさり・缶詰・水煮	64.0
あさり・缶詰・水煮	20	12.8	あかがい・生	59.0

不足は起こりにくいが，胃や腸を切除した場合に起こるビタミンB_{12}の吸収障害や，菜食主義によるビタミンB_{12}の摂取不足によって不足する可能性がある．

水溶性ビタミンなので過剰に摂取した場合は尿と一緒に体外に排出される．

(3)ビタミンB_{12}の摂取基準と含有食品　ビタミンB_{12}の1日の推奨量は男女（15歳以上）ともに2.4 μg（表6.7）である．ビタミンB_{12}は微生物によって生成されるので，おもに魚類や貝類，肉類などの動物性食品に多く含まれている（表6.12）．例外を除いてビタミンB_{12}は**植物性食品には含まれていない**ので，ベジタリアンは気をつけないとビタミンB_{12}不足になる．

f. 葉酸

葉酸はその名のとおり，葉物をはじめとする緑黄色野菜や豆類，レバーなどに多く含まれる．

(1) 葉酸の代謝　葉酸は，タンパク質や細胞をつくるときに必要なDNAなどの核酸を合成する重要な役割がある．このため，赤血球の細胞の形成を助けたり，細胞分裂が活発である胎児の正常な発育に関与するなどの大切なはたらきをしている．妊娠前や妊娠初期では胎児の神経管の先天異常（神経管閉鎖障害）の発症リスクを低下させるために十分な葉酸の摂取が必要とされている．

(2) 葉酸の欠乏と過剰　通常の食生活では摂取不足による欠乏症の心配はないが，欠乏すると**巨赤芽球性貧血**が起こる（図6.11）．また，葉酸が欠乏すると血中のホモシステイン濃度が高まり動脈硬化のリスクが高まる．

水溶性ビタミンなので過剰に摂取した場合は尿と一緒に体外に排出される．

(3) 葉酸の摂取基準と含有食品　葉酸の1日の推奨量は男女（15歳以上）ともに240 μgである．葉酸は野菜全般に多く含まれていて，含有量が非常に高いのは

図 6.11　葉酸不足は巨赤芽球性貧血を招く

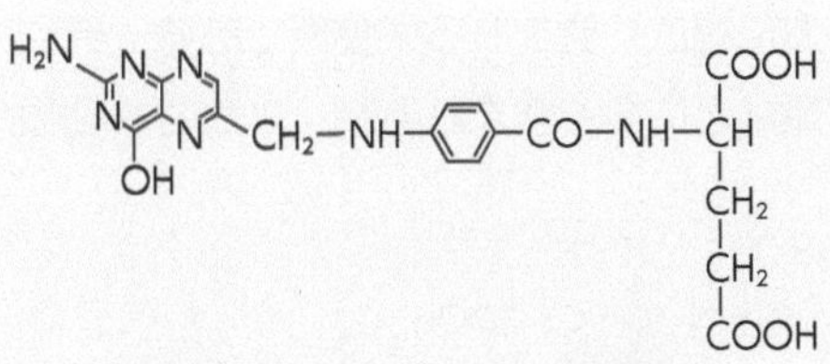

葉酸（プテロイルモノグルタミン酸）

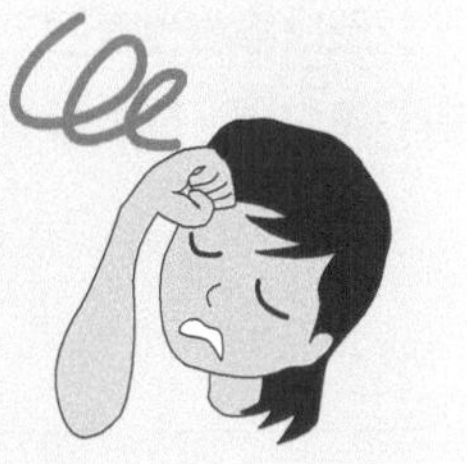

表 6.13　葉酸の多い食品（常用量と100 gあたりの含有量）

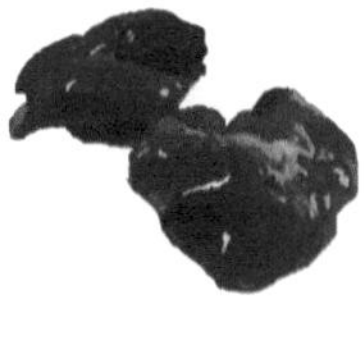

常用量あたり			100 gあたり	
食品名	1食あたりの常用量(g)	葉酸量(μg/常用量)	食品名	葉酸量(μg/100 g)
鶏レバー・生	50	650	パン酵母，乾燥	3,800
豚レバー・生	30	243	あまのり・焼きのり	1,900
えだ豆・生	30	96	パセリ・乾	1,400
ほうれん草・(冷凍)	80	96	鶏レバー・生	1,300
たけのこ・ゆで	100	63	せん茶・茶	1,300

レバーやのりなどの海藻類である(表6.13). 特にレバーは量も摂りやすいので葉酸の摂取に優れた食品だといえる. このほか, ドリアンや生うに, ひまわりの種や小麦胚芽などに多く含まれる. 葉酸とビタミンB_{12}はともに赤血球の形成や動脈硬化と関連のあるホモシステインのメチオニンへの変換にかかわる. どちらが不足しても十分には機能しないので, 両方の摂取を心がける. 葉酸は植物性食品に, ビタミンB_{12}は動物性食品に多く含まれるので, どちらかに偏るのではなくバランスのよい食事が大切である.

g. パントテン酸

(1) パントテン酸の代謝　**パントテン酸**の名前は,「広くどこにもある」という意味で命名され, その名前のとおり動植物中に広く含まれている(図6.12). また腸内細菌によっても合成されるので普通の食生活で不足する心配はない. CoA(補酵素A)の成分である.

パントテン酸は, **抗ストレスビタミン**ともいわれ, ストレスの多い人には欠くことのできない栄養素である. 私たちはストレスを感じると, それに抵抗するために副腎皮質ホルモンを分泌するが, そのホルモンの合成にパントテン酸が関与している. また, 脂質, 糖質, タンパク質などをエネルギーに変えるはたらき, 免疫抗体の産生, 自律神経の活動を維持するはたらきがある.

(2) パントテン酸の欠乏と過剰　パントテン酸が不足すると成長障害, 手足の知覚異常, 頭痛や疲れなどが起こることが知られているが, 広く食品に含まれることから, 通常の食生活で欠乏症はめったに起こらない.

パントテン酸を摂り過ぎた場合の有害な影響はほとんど報告されていない.

(3) パントテン酸の摂取基準と含有食品　パントテン酸の1日の目安量は成人男性(18～49歳)で5 mg, 成人女性(18歳以上)で5 mgである(表6.7). パントテン酸は植物性食品, 動物性食品両方に幅広く含まれる栄養素である. 特に, 肉類や魚介類, 種実類やきのこ類, 卵類などに多く含まれるが, なかでも動物の肝

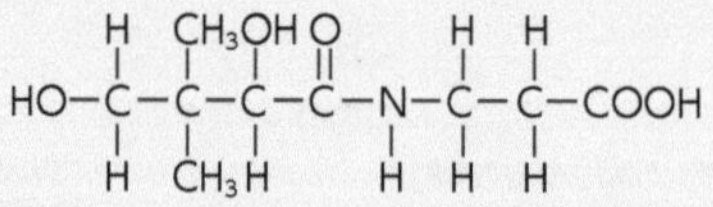

図6.12　パントテン酸の構造

表6.14　パントテン酸の多い食品(常用量と100 gあたりの含有量)

常用量あたり			100 gあたり	
食品名	1食あたりの常用量(g)	パントテン酸量(mg/常用量)	食品名	パントテン酸量(mg/100 g)
鶏レバー・生	50	5.00	鶏レバー・生	10.0
豚レバー・生	30	2.16	乾しいたけ・乾	8.77
挽きわり納豆	40	1.71	豚スモークレバー	7.28
うなぎ・養殖・生	60	1.30	チーズホエーパウダー	5.95
たけのこ・ゆで	100	0.63	ぼら・からすみ	5.17

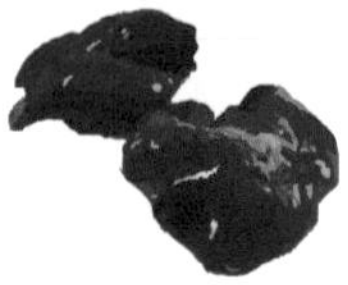

臓（レバー）や魚の卵，卵巣を利用した食品，鶏の卵黄部分に非常に多くのパントテン酸が含まれている（表6.14）．

h. ビオチン

(1) ビオチンの代謝　**ビオチン**は摂取が不足すると皮膚炎を起こすことから発見されたビタミンである．多くの食品に含まれ，腸内細菌からも合成されるので普通の食生活で不足する心配はない．卵白に含まれるアビジンというタンパク質は，腸内でビオチンと結合して腸管でのビオチンの吸収を阻害することが知られている．ビオチンの構造を図6.13に示す．

ビオチンは糖質，タンパク質，脂質の代謝にかかわるカルボキシラーゼという酵素の補酵素としてエネルギー産生に関与している．また，健康な皮膚と髪を保つはたらきをもつ．

(2) ビオチンの欠乏と過剰　ビオチンの欠乏は糖質のリサイクルや脂肪酸の合成，アミノ酸の代謝が滞るため，血液中に有機酸が蓄積することによるケトアシドーシスや，脱毛・白髪などの髪に関する症状，湿疹などの皮膚症状が現れる．また，疲労感や憂鬱，脱力感などとも関連している．水溶性ビタミンなので過剰に摂取した場合は尿と一緒に体外に排出される．

(3) ビオチンの摂取基準と含有食品　ビオチンの1日の目安量は男女（15歳以上）で50 μgである（表6.7）．ビオチンは牛や豚のレバー，にしん，かれいやいわしなどの魚類，種実類，大豆などに多く含まれる（表6.15）．

図6.13　ビオチンの構造

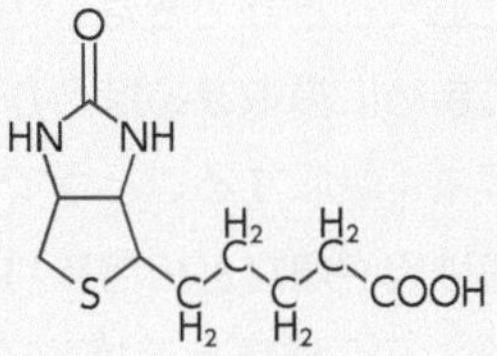

表6.15　ビオチンを多く含む食品（常用量と100 gあたりの含有量）

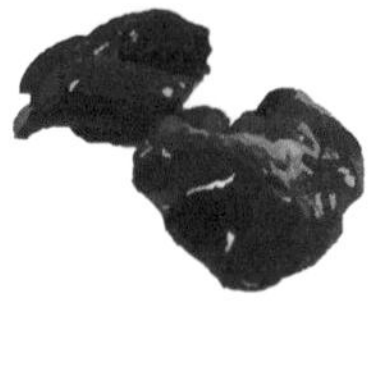

常用量あたり			100 gあたり	
食品名	1食あたりの常用量	ビオチン量（μg/常用量）	食品名	ビオチン量（μg/100 g）
牛レバー	50	38.0	まいたけ・乾	240
らっかせい・バターピーナッツ	30	28.8	鶏レバー・生	230
鶏卵・全卵・ゆで	50	12.5	からし・粉	160
うなぎ・蒲焼き	60	6.0	らっかせい・バターピーナッツ	99
普通牛乳	200	3.6	インスタントコーヒー	88

B. ビタミンC

ビタミンC（アスコルビン酸）はヒト体内では合成できず，食物から摂取しなければならないビタミンである．水に溶けやすく熱や空気，アルカリなどで破壊されやすい性質があるため，洗う，切る，加熱するなどの調理で減少してしまうことが多く，体内での消費も激しいため十分に摂取することが必要である．

(1) ビタミンCの代謝　ビタミンCは，コラーゲンの合成に不可欠で皮膚や粘膜，血管や骨の健康維持に役立つ．また，副腎皮質ホルモンの合成にもかかわりストレスへの抵抗力や免疫力を強めたり，鉄の吸収を良くする．さらに，抗酸化作用もあり，有害な活性酸素から体を守ることから，動脈硬化や心疾患を予防することが期待できる．

(2) ビタミンCの欠乏と過剰　ビタミンCが不足すると寒さや細菌に対する抵抗力が低下し風邪などの病気にかかりやすくなり，骨の発育も不十分になる．ビタミンCの欠乏症で知られる**壊血病**は，コラーゲンが作られないために細胞の間の結合がゆるむことで起こる（図6.14）．血管や関節が弱くなることから，歯茎など身体の各所での出血や関節が痛むといった症状が出る．

水溶性ビタミンなので過剰に摂取した場合は尿と一緒に体外に排出されるため一般的に有害な過剰症はないといわれている．ただし，サプリメントや薬では吐き気や下痢といった胃腸に影響を与える報告もされている．

(3) ビタミンCの摂取基準と含有食品　ビタミンCの1日の推奨量は成人男女（15歳以上）ともに100 mgである（表6.7）．ビタミンCを多く含む食品として，パセリやブロッコリー，ピーマンなどの緑黄色野菜，アセロラ，レモンやいちごなどの果物が挙げられる（表6.16）．緑茶などもビタミンCが豊富である．水溶性のビタミンCは体内に蓄えておくことができないので，一度に多くのビタミンCを摂取するよりは少量ずつこまめに摂取するほうがよい．また，空腹時より満腹時のほうがビタミンCを効率よく吸収することができるので，ビタミンCは食後に摂取するほうがよい．鉄には肉や魚などに含まれるヘム鉄（2価鉄）と海藻や野菜に含まれる非ヘム鉄（3価鉄）の2種類あるが，ビタミンCは3価鉄を吸収率の高い2価鉄に変換する作用があるので鉄の吸収を高めることができる．また，ビ

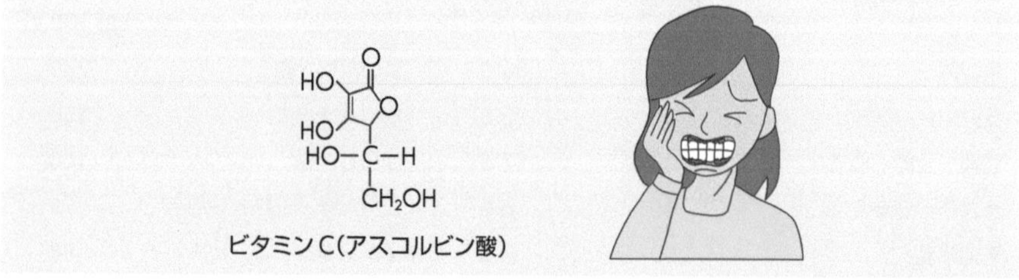

図6.14　ビタミンC欠乏による壊血病

表6.16　ビタミンCを多く含む食品（常用量と100 gあたりの含有量）

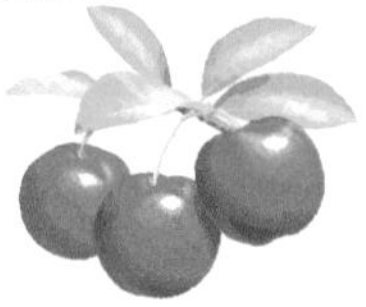

常用量あたり			100 gあたり	
食品名	1食あたりの常用量（g）	ビタミンC量（mg/常用量）	食品名	ビタミンC量（mg/100 g）
アセロラ・10% 果汁入り飲料	200	240	アセロラ・酸味種・生	1,700
黄ピーマン・油炒め	80	128	青汁・ケール	1,100
赤ピーマン・油炒め	50	90	パセリ・乾	820
はっさく・砂じょう（生）	200	80	せん茶・茶	260
グレープフルーツ・ストレートジュース	200	76	あまのり・焼きのり	210

タミンCは熱に弱いので調理には気をつける必要がある．デンプンはビタミンCを保護して熱による損失を抑えてくれるので，じゃがいもやさつまいもは100 gあたりの含有量は多くないが，加熱による調理での損失が少なくビタミンC供給源となる．

演習6-1　ビタミンAの欠乏症および過剰症について説明せよ．

演習6-2　ビタミンDのはたらきと欠乏症について説明せよ．

演習6-3　ビタミンKの特徴を挙げよ．

演習6-4　ビタミンB_1のはたらきと多く含む食品を説明せよ．

演習6-5　ビタミンB_{12}の吸収の特徴と吸収障害を起こす例について説明せよ．

演習6-6　胎児の神経管閉鎖障害の発症リスクを低下させるにはどのような注意が必要か説明せよ．

演習6-7　ビタミンCのはたらきと欠乏症について説明せよ．

7. ミネラル(無機質)の栄養

7.1 ミネラルの分類と栄養学的機能

A. ミネラルとは

ミネラル (無機質) は，生体を構成する成分で，有機化合物を作る炭素 (C)，酸素 (O)，水素 (H)，窒素 (N) を除くすべての元素のことである．有機化合物を作る4元素は生体の全質量の約96 %を占め，残り4 %がミネラル成分である (図7.1)．

健康を維持していくうえでは，ミネラル摂取は必須であるが，過剰摂取により毒性を示すものもあり，各々のミネラルについて適切な摂取量を心がけることが重要である (表7.1)．

また，ミネラルには**拮抗作用** (互いにその効果を打ち消し合う作用) がありナトリウムとカリウム，カルシウムとリンなど摂取する量や割合が互いの吸収や排泄などに関与している．これらの生理機能や詳細な代謝調節機序は十分に解明されていない．

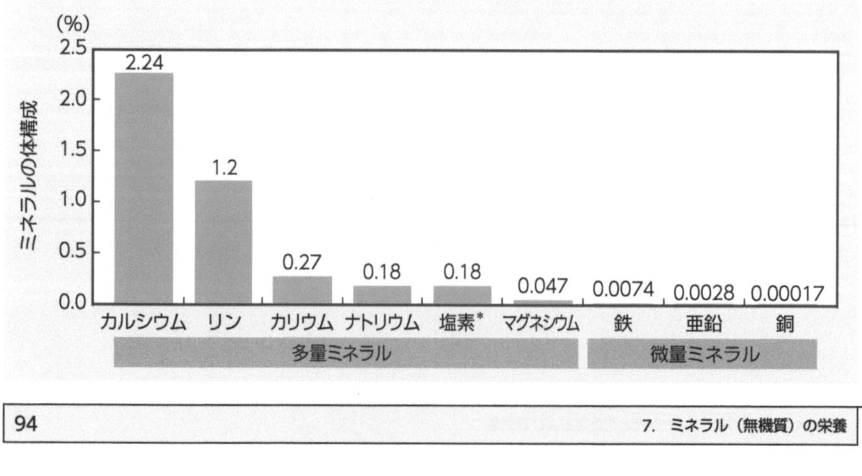

図 7.1 成人男性 (体重 70 kg) におけるミネラルの体構成
* 塩素 (Cl) の食事摂取基準は設定されていない．

		過剰症	欠乏症	おもなはたらき
多量ミネラル	ナトリウム	高血圧，胃がん促進	食欲不振，けいれん，筋肉痛	浸透圧調整，酸塩基平衡，細胞膜電位調節，体液量の調節，筋肉･神経の興奮，栄養素（グルコースやアミノ酸）の吸収
	カリウム	不整脈，心拍停止	筋力低下，不整脈	浸透圧調整，酸塩基平衡，細胞膜電位調節
	カルシウム	腎結石，便秘	骨粗鬆症，くる病，骨軟化症，テタニー	骨・歯の形成，筋肉・心筋の収縮，細胞内情報伝達，神経刺激の伝達
	マグネシウム	軟便，下痢	神経障害，虚血性心疾患	骨形成，筋肉・神経の興奮，体温調節
	リン	カルシウム吸収阻害，副甲状腺機能亢進	くる病，骨軟化症	骨・歯の形成，ATP 産生，細胞内情報伝達，核酸合成
微量ミネラル	鉄	鉄沈着症	貧血，食欲不振	酸素の運搬，酸化還元反応
	亜鉛	銅吸収阻害，貧血，胃の不快感，免疫能低下	味覚障害，皮膚炎，創傷治癒障害	細胞分裂，核酸代謝，酵素補因子
	銅	ウイルソン病	貧血，メンケス病	ヘモグロビン代謝，酵素補因子
	マンガン	パーキンソン病	骨形成異常，成長遅延	酵素補因子
	ヨウ素	甲状腺腫，甲状腺機能低下	甲状腺腫	甲状腺ホルモンの構成成分
	セレン	毛髪・爪の脱落，皮疹，悪心，嘔吐，下痢，腹痛，神経障害	克山病	過酸化物の分解，グルタチオン酸化
	クロム	腎炎	インスリン抵抗性，耐糖能低下	糖や脂質代謝に関与，インスリン作用の増強
	モリブデン	高尿酸血症	頻脈，頻呼吸，昏睡	フラビン酵素の成分，キサンチン・ヒポキサンチン代謝
	コバルト	特になし	巨赤芽球性貧血	ビタミン B_{12} の構成成分

表7.1　ミネラルの過剰症と欠乏症，おもなはたらき

B. ミネラルの種類

厚生労働省が定める日本人の食事摂取基準（2020年版）では，**多量ミネラル**として，ナトリウム，カリウム，カルシウム，マグネシウム，リンの5種，**微量ミネラル**として，鉄，亜鉛，銅，マンガン，ヨウ素，セレン，クロム，モリブデンの8種，合計13種のミネラルについて摂取基準が算定されている（表7.2）.

これらのほかにも**硫黄**や**コバルト**（ビタミンB_{12}の構成成分）もヒトにとって必須のミネラルである.

元素の周期表におけるミネラルの位置を図7.2に示す.

表 7.2　18 ～ 29 歳女性の 1 日あたり食事摂取基準（日本人の食事摂取基準（2020 年版））

		推定平均必要量	推奨量	目安量	目標量	耐容上限量
多量ミネラル	ナトリウム (mg)（食塩 g）	600 (1.5)	—	—	(6.5 未満)	—
	カリウム (mg)	—	—	2,000	2,600 以上	—
	カルシウム (mg)	550	650	—	—	2,500
	マグネシウム (mg)	230	270	—	—	—*
	リン (mg)	—	—	800	—	3,000
	鉄 (mg)（月経あり）	5.5 (8.5)	6.5 (10.5)	—	—	40
微量ミネラル	亜鉛 (mg)	7	8	—	—	35
	銅 (mg)	0.6	0.7	—	—	7
	マンガン (mg)	—	—	3.5	—	11
	ヨウ素 (μg)	95	130	—	—	3,000
	セレン (μg)	20	25	—	—	350
	クロム　(μg)	—	—	10	—	500
	モリブデン (μg)	20	25	—	—	500

* 通常の食品以外からの摂取量の耐容上限量は成人の場合 350 mg/ 日．それ以外の通常の食品からの摂取の場合，耐容上限量は設定しない．

1 族	2 族	3 族	4 族	5 族	6 族	7 族	8 族	9 族	10 族	11 族	12 族	13 族	14 族	15 族	16 族	17 族	18 族
1 H 水素																	2 He ヘリウム
3 Li リチウム	4 Be ベリリウム											5 B ホウ素	6 C 炭素	7 N 窒素	8 O 酸素	9 F フッ素	10 Ne ネオン
11 Na ナトリウム	12 Mg マグネシウム											13 Al アルミニウム	14 Si ケイ素	15 P リン	16 S 硫黄	17 Cl 塩素	18 Ar アルゴン
19 K カリウム	20 Ca カルシウム	21 Sc スカンジウム	22 Ti チタン	23 V バナジウム	24 Cr クロム	25 Mn マンガン	26 Fe 鉄	27 Co コバルト	28 Ni ニッケル	29 Cu 銅	30 Zn 亜鉛	31 Ga ガリウム	32 Ge ゲルマニウム	33 As ヒ素	34 Se セレン	35 Br 臭素	36 Kr クリプトン
37 Rb ルビジウム	38 Sr ストロンチウム	39 Y イットリウム	40 Zr ジルコニウム	41 Nb ニオブ	42 Mo モリブデン	43 Tc テクネチウム	44 Ru ルテニウム	45 Rh ロジウム	46 Pd パラジウム	47 Ag 銀	48 Cd カドミウム	49 In インジウム	50 Sn スズ	51 Sb アンチモン	52 Te テルル	53 I ヨウ素	54 Xe キセノン
55 Cs セシウム	56 Ba バリウム	L ランタノイド	72 Hf ハフニウム	73 Ta タンタル	74 W タングステン	75 Re レニウム	76 Os オスミウム	77 Ir イリジウム	78 Pt 白金	79 Au 金	80 Hg 水銀	81 Tl タリウム	82 Pb 鉛	83 Bi ビスマス	84 Po ポロニウム	85 At アスタチン	86 Ru ラドン
87 Fr フランシウム	88 Ra ラジウム	A アクチノイド	104 Rf ラザフォージウム	105 Db ドブニウム	106 Sg シーボルギウム	107 Bh ボーリウム	108 Hs ハッシウム	109 Mt マイトネリウム	110 Ds ダームスタチウム	111 Rg レントゲニウム	112 Cn コペルニシウム	113 Nh ニホニウム	114 Fl フレロビウム	115 Uup ウンウンペンチウム	116 Lv リバモリウム	117 Uus ウンウンセプチウム	118 Uno ウンウンオクチウム

図 7.2　周期表におけるミネラルと有機化合物をつくる元素

多量ミネラル，　微量ミネラル，　食事摂取基準の設定のあるミネラル，　有機化合物をつくる元素

7.2 多量ミネラルのはたらき

A. ナトリウム（sodium，Na）

a．ナトリウムの代謝

ナトリウムは細胞外液（血漿＋間質液）に多く存在し，浸透圧や酸塩基平衡を調節している．大部分のナトリウムは食塩（NaCl）から摂取され，小腸で吸収される（図7.3）．排泄は，尿，便，汗によって起こるが，90％以上は腎臓にて尿中に排泄される．糸球体濾過と尿細管での再吸収の調節により，生体内のナトリウム平衡を維持しているため，ナトリウム摂取量が多いと尿中排泄量も増加し，摂取量が少ないと尿中排泄量は減少する．したがって24時間蓄尿のナトリウム量を調べれば，ナトリウム摂取量を推定することができる．

b．ナトリウムの欠乏と過剰

これまでの研究により，食塩摂取量と高血圧との関係が示されている．通常，一時的に多量のナトリウムを摂取しても，尿中に余分に排泄するので，体内に蓄積せず血圧には著しい影響を与えない．しかし，何らかの異常（食塩感受性）や慢性的な過剰摂取（塩味覚低下）により，ナトリウムが十分に排泄できず生体内に蓄積する場合，血圧が上昇する．

高温環境での労働や運動時の高度発汗では相当量のナトリウムが失われることがある．多量発汗の対処法としての水分補給では，少量の食塩添加が必要とされ，熱中症対策としての適量の食塩摂取も必要である．また，下痢や嘔吐に起因する脱水（等張性）が起こった場合には電解質の損失があり，さらにその際に水のみを補給すると低張性脱水になる可能性もあり，ナトリウムを補給する必要があるが，

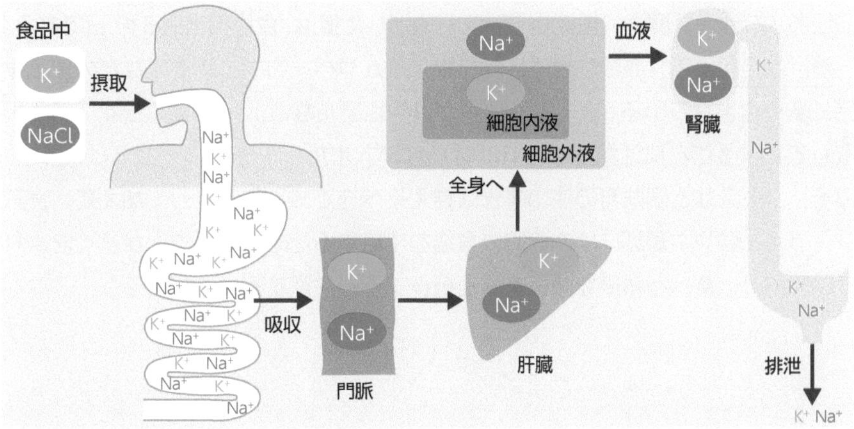

図7.3　ナトリウム（Na）とカリウム（K）の吸収と代謝

表7.3　ナトリウムを多く含む食品（常用量と100 g あたりの含有量）

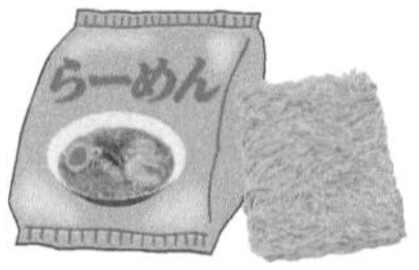

常用量あたり			100 g あたり	
食品名	1 食あたりの常用量（g）	ナトリウム量（mg/ 常用量）	食品名	ナトリウム量（mg/100 g）
即席中華麺	（インスタントラーメン） 80	2,000	食塩	39,000
うどん麺	80	800	カットわかめ（乾）	9,300
めざし	（3 尾） 60	660	あみ・塩辛	7,800
麦みそ	（みそ汁 1 人分） 15	630	梅干し・塩漬	7,200
生ハム(長期熟成)	（1 枚） 20	440	塩昆布	7,100
辛子明太子	20	440	こいくちしょうゆ	5,700
刻み昆布	10	430	寺納豆	5,600
コーンフレーク	50	415	あゆ・うるか	5,100
梅干し	（1 個） 5	360	麦みそ	4,200
食パン	（6 枚切り 1 枚） 65	306	あおさ・素干し	3,900

必要以上の摂取は高血圧の予防に好ましくないので注意が必要である.

c. ナトリウムの摂取基準と含有食品

WHO（世界保健機関）のガイドライン（2012年）によると，成人では**食塩摂取**5 g/日未満を強く推奨している．日本人の1日あたり食塩摂取量は以前に比べて減少傾向にあるが，平成28年国民健康・栄養調査の結果，成人男性10.8 g，成人女性9.2 g（20歳以上平均値）であった．日本人の食事摂取基準（2020年版）では，実施可能性を考慮し，目標量として成人男性で7.5 g/日未満，成人女性では6.5 g/日未満と設定されている（表7.2）.

不可避損失量（便，尿，皮膚からの排泄）を補うための量を推定平均必要量としているが，成人の不可避損失量は個人間変動を考慮しても600 mg（食塩1.5 g）/日以下であり，日本人において推定平均必要量は，活用上ほとんど意味を持たないため，推奨量についても算定していない．乳児においては，母乳中および離乳食のナトリウム含量から目安量を算出している．健康障害を防ぐための許容上限量の設定はなく，生活習慣病予防の観点から目標量が設定されている．また，高血圧および慢性腎臓病の重症化予防を目的とした量は，食塩相当量6 g/日である.

漬け物全般，魚介類の乾燥品，練り物，ハムやベーコン，チーズなどの加工食品に多く含まれている（表7.3）．ふりかけや塩昆布など，知らず知らずに多く摂取してしまうことに注意しなければならない．また，和食でよく使うしょうゆ，みそ，ソースなど調味料の使いすぎは控えるべきである．これらに加えて，食パン，うどん麺や中華麺には作成時に食塩を使用するためナトリウムが多く含まれているので，食べる頻度を減らすなど摂りすぎに注意する必要がある.

B. カリウム（potassium，K）

a. カリウムの代謝

カリウムは細胞内液に多く含まれており，細胞内の主要な陽イオンである（図7.3参照）．浸透圧調節や酸塩基平衡を保つために重要であり，神経や筋肉の興奮伝導に関与している．

b. カリウムの欠乏と過剰

健常者において通常の食生活でカリウムが不足することはなく，下痢，多量の発汗や利尿剤服用の場合以外は，カリウム欠乏を起こすことは稀である．欧米に比べて日本では，ナトリウム摂取量が多いため，ナトリウムの排泄を促すカリウムの摂取が重要である．カリウム摂取量の増加によって，血圧低下，脳卒中予防につながることが実験的に示唆されている．また食事のナトリウム/カリウム比が心血管疾患のリスク増加や死亡率に関係していることが報告されている．一方，慢性腎臓病時には，腎障害の程度が軽度であっても**高カリウム血症**が現れるので注意が必要であり，積極的なカリウム摂取を控えるべきである．

c. カリウムの摂取基準と含有食品

2012年WHOから，高血圧予防のための望ましいカリウム摂取は3,510 mg/日を目標とすることが提案された．平成28年国民健康・栄養調査によると，日本では成人男性2,356 mg/日，成人女性2,216 mg/日（20歳以上平均値）でかなり下回っている．そこで実施可能性を考慮し，高血圧を中心とした生活習慣病の発症予防および重症化予防の観点から，日本人の食事摂取基準（2020年版）では，成人男性3,000 mg/日以上，成人女性2,600 mg/日以上の目標量が設定された（表7.2）．

表7.4　カリウムを多く含む食品（常用量と100 g あたりの含有量）

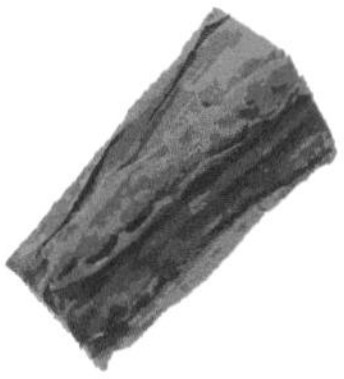

常用量あたり			100 g あたり	
食品名	1食あたりの常用量（g）	カリウム量（mg/常用量）	食品名	カリウム成分量（mg/100 g）
羅臼昆布	10	730	干しずいき，乾	10,000
大豆	（煮豆1人分）30	570	刻み昆布	8,200
パッションフルーツ果汁	（コップ1杯）200	560	乾燥わかめ（板わかめ）	7,400
たけのこ	（煮物1人分）100	520	干しひじき・鉄釜・乾	6,400
さといも	（煮物1人分）80	512	インスタントコーヒー	3,600
ほうれん草	（浸し1人分）60	414	パセリ・乾	3,600
小松菜	（煮物1人分）80	400	切り干し大根・乾	3,500
さつまいも	80	384	玉露・茶	2,800
バナナ	（1本）100	360	ピュアココア	2,800
アボカド	（サラダ1人分）50	295	まいたけ・乾	2,500

野菜類，いも類，種実類全般にカリウムが多く含まれている（表7.4）．ナトリウムを摂りすぎるとカリウム排泄が促進されるので，ナトリウム含量が多くなく，カリウム含量が多いものがカリウム補給に優れていると考えられる．すなわち，たけのこ，ほうれん草，大豆，さつまいも，長いも，アボカドが特にカリウム補給に優れている．

上記のとおり，カリウムは幅広い食品に含まれており，通常の食事で不足することはない．また，推定平均必要量や推奨量を設定するための科学的根拠が蓄積されていないため，カリウムの不可避損失量を補い平衡維持に必要な量と日本人の摂取量から目安量を設定している．腎機能が正常な場合，サプリメントによる多量摂取をしない限り，過剰摂取による健康障害が起こるリスクは低いため，耐容上限量は設定されていない．

C. カルシウム（calcium，Ca）

a. カルシウムの代謝

カルシウムは，体重の約２％を占め，体内に最も大量に存在するミネラルである．その99％は骨および歯に**ヒドロキシアパタイト**として貯蔵され，残りの１％だけが血液や組織液，細胞内に存在している．

摂取されたカルシウムは小腸で吸収される．その吸収効率は比較的低く，成人では25～30％程度である．カルシウムの吸収は，年齢や妊娠，授乳，そのほかの食品成分などさまざまな要因により影響を受ける．たとえば，成長期や妊娠授乳期の需要が高いときには，吸収率が40％程度に高まると考えられている．カルシウムの栄養状態は摂取量，腸管吸収率，骨量，尿中排泄を考慮し，複合的に考える必要がある．

b. カルシウムの欠乏と過剰

血液中のカルシウム濃度は比較的狭い範囲（8.5～10.4 mg/dL）に保たれている．血中濃度が低下すると**副甲状腺ホルモン**（PTH）の分泌が増加し，腎臓でのカルシウム再吸収促進と骨吸収（骨からのカルシウム遊離）により，血中濃度を正常範囲に戻す（図7.4）．また，副甲状腺ホルモンは腎臓での活性型ビタミンD合成を促し，腸管でのカルシウム吸収を亢進させる．副甲状腺ホルモンが高値の状態が続くと骨から多量のカルシウムが遊離し，**骨粗鬆症**を引き起こすことになる．

PTH：parathyroid hormone

高いカルシウム補給源として乳製品の摂取が多くの国々で推奨されている．10代の成長期には骨形成が盛んで骨量が増加するため，原料となるカルシウムの必要量は男女ともに増加する．その後，20歳で最大骨量を獲得し，加齢とともに骨量は減少していく．特に閉経後の女性はエストロゲン不足のため骨量が減少する．カルシウムの欠乏により，骨粗鬆症，くる病のほか，高血圧を招くことがある．カルシウムの過剰摂取によって高カルシウム血症，高カルシウム尿症と

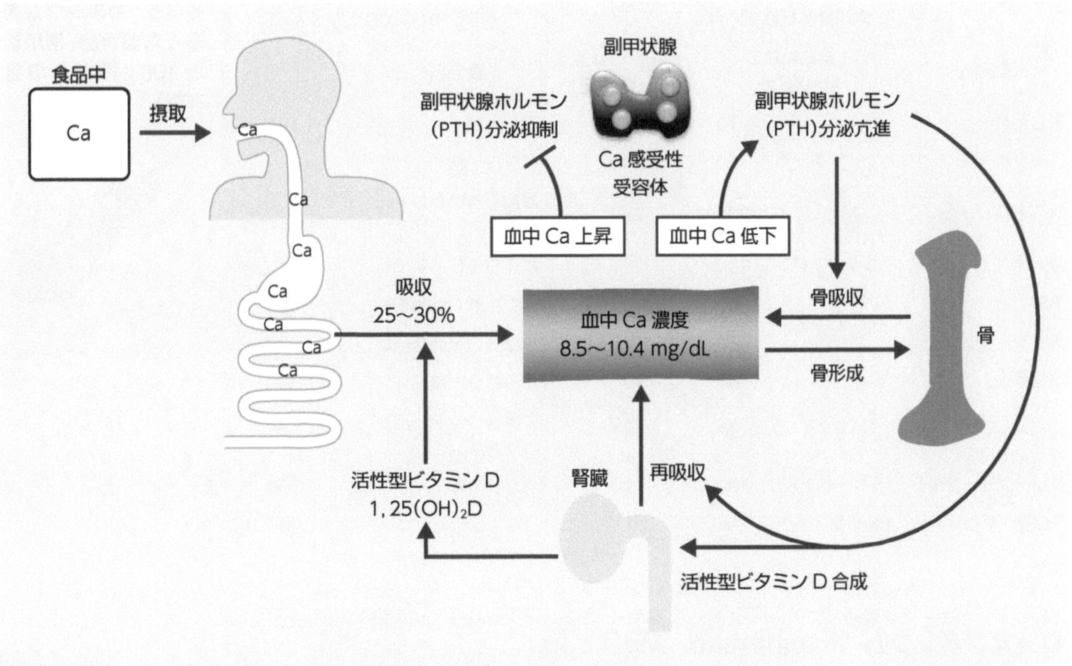

図7.4 カルシウムの吸収と代謝

なり，骨歯以外の軟組織の石灰化，腎結石，前立腺がん，鉄や亜鉛の吸収障害，便秘が生じる可能性がある．食事ではなく，サプリメントとしてのカルシウム剤の摂取には特に過剰摂取にならないように注意する．また，ビタミンD剤との併用により，カルシウム吸収が促進される結果，高カルシウム状態に陥る危険性がある．

c. カルシウムの摂取基準と含有食品

1歳以上では，体内蓄積量，総排泄量，吸収率から要因加算法を用いて，推定平均必要量および推奨量を設定している（表7.2）．これらは，カルシウムに関しては目標量に近い意図を示している．妊娠時，授乳時には，胎児や母乳への供給のため，必要量は増大するが，母体腸管からのカルシウム吸収が増加することや授乳終了後には元の状態に回復することなどから，現段階では付加量は設定していない．成人では，耐容上限量を設定しているが，17歳以下では情報不十分により，設定されていない．

牛乳，乳製品（チーズ，ヨーグルト）は，**カルシウム含量が多いだけでなく吸収がよいこと**が特徴である（表7.5）．魚介類でも丸ごと（骨含む）食べられるものは特に多くのカルシウムを摂取できる．その他，小松菜やひじきもカルシウムを摂取しやすい食品である．カルシウムの恒常性を維持するためには，適切な生体内ビタミンD状態を保つことが大切である．

表7.5　カルシウムを多く含む食品（常用量と100gあたりの含有量）

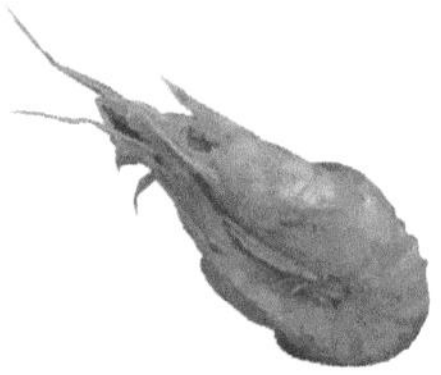

常用量あたり			100 gあたり	
食品名	1食あたりの常用量（g）	カルシウム量（mg/常用量）	食品名	カルシウム量（mg/100 g）
干しえび	10	710	干しえび	7,100
ゴーダチーズ	（フォンデュ）　50	340	バジル・粉	2,800
ソフトクリーム	200	260	かたくちいわし・田作り	2,500
普通牛乳	（コップ1杯）　200	220	さくらえび・素干し	2,000
あゆ	（1ひき）　60	162	つくだ煮（えび類）	1,800
チェダーチーズ	20	148	きびなご・調味干し	1,400
小松菜	80	136	えんどう・塩豆	1,300
ししゃも	（2ひき）　40	132	ナチュラルチーズ・パルメザン	1,300
プレーンヨーグルト	（デザート1人分）100	120	パセリ・乾	1,300
ひじき（干し）	（炒め煮1人分）　8	80	ごま・いり	1,200

D. マグネシウム（magnesium，Mg）

a. マグネシウムの代謝

生体内には，約25 gの**マグネシウム**が存在し，そのほとんどは骨や筋肉などの組織中に存在している．骨歯の形成およびDNA合成，タンパク質合成やエネルギー産生に関与する酵素反応に貢献している．腸管でのマグネシウム吸収は，成人で平均摂取量300～350 mg/日の場合は，おおよそ30～50％程度であり，摂取量が少ないほど吸収率は増加していく．

b. マグネシウムの欠乏と過剰

正常な血清中のマグネシウム濃度は1.8～2.3 mg/dLに維持されている．マグネシウム摂取が不足すると，腎臓での再吸収が亢進し，また骨からのマグネシウムが遊離し，血清中のマグネシウム濃度を正常範囲に保つ．低マグネシウム血症になると，筋肉のけいれん，吐き気，嘔吐，眠気，脱力感，ふるえ，食欲不振などの症状が現れる．長期間のマグネシウム欠乏と生活習慣病の発症リスクとの関連も示唆されている．マグネシウム過剰摂取によって起こる初期の症状はおもに下痢である．

c. マグネシウムの摂取基準と含有食品

日本人の食事摂取基準（2020年版）では，通常の食品からのマグネシウムの許容上限量は設定されていないが，食品以外，サプリメントなどからの摂取量の許容上限量を成人の場合350 mg/日，小児では5 mg/kg体重/日としている．

日本人における出納試験から得られた平衡維持量をもとに成人の推定平均必要量と推奨量を算定している（表7.2）．妊婦においては，除脂肪体重増加分のマグネシウム含量を満たせるよう付加量を設定している．乳児においては，母乳，離乳食中の含量から目安量を設定している．

木綿豆腐や魚介類ではナマコ，藻類ではアオサがマグネシウムの供給源として特に優れている．種実類，小麦胚芽，抹茶，香辛料もマグネシウムの供給源ではあるが一度にたくさん食べることができないので，これらのみで成人の推奨量を満たすのは難しい．

E. リン（phosphorus，P）

a. リンの代謝

リンは，**有機リン酸**と**無機リン酸***として生体内に存在し，その約85％が骨歯組織に，14％が軟組織や細胞膜に，残り1％が血液中などの細胞外液に存在する．リンは，カルシウムとともにヒドロキシアパタイトを形成し**骨や歯の構成成分**となる．ほかにも，ATPの産生，DNAや細胞膜リン脂質の合成，タンパク質リン酸化などに必須の成分である．

＊　無機リン酸はPi (inorganic phosphate) と表記することが多い．

血中のリン濃度は一定の範囲内（2.5～4.5 mg/dL）に保たれているが，カルシウムに比べてその範囲は広い．食事からのリン摂取量は，そのまま血清リン値と尿中リン排泄量に反映する．リンの恒常性は，活性型ビタミンD，副甲状腺ホルモン，線維芽細胞増殖因子（FGF23）によって調節されている．リンは腸管での吸収と腎臓での再吸収，骨代謝によって恒常性が維持されている．リンは消化管液として腸管内に分泌されるため，腸管での見かけの吸収率は60～70％である．活性型ビタミンDは，腸管でのリン吸収を促進する．腎機能が正常であれば，高リン摂取時には，副甲状腺ホルモンやFGF23の分泌が亢進して腎臓からのリン排泄を促し，血中リン濃度を正常範囲に維持する．

b. リンの欠乏と過剰

リンは動物性食品，植物性食品全般に豊富に含まれているため，リンが欠乏することは，特定の遺伝性疾患を除いて，稀である．逆に，リンを制限しなければならないとき，食事からリン摂取量をコントロールすることは非常に困難である．

リンの過剰摂取は，腸管におけるカルシウム吸収を抑制する．リンとカルシウムの摂取量の比も互いの吸収率に影響するため考慮する必要がある．

c. リンの摂取基準と含有食品

正常な血清リン値を維持できる日本人における摂取量は正確に明らかになっておらず，現段階で推定平均必要量と推奨量の設定はされていない．したがって，平成28年国民健康・栄養調査による日本人のリン摂取量の中央値を目安量としている（表7.2）．耐容上限量は，現時点において有効な評価指標が確立していないため血清リン濃度上昇を根拠に設定している．

リンは，さまざまな食物に含まれており，特に加工食品には**食品添加物**として

表7.6 リンを多く含む食品(常用量と100gあたりの含有量)

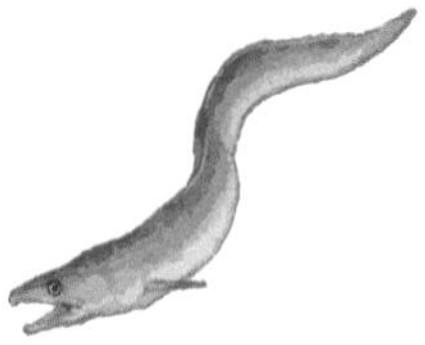

常用量あたり			100gあたり	
食品名	1食あたりの常用量(g)	リン量(mg/常用量)	食品名	リン量(mg/100g)
はも	(1切れ) 80	224	かたくちいわし・田作り	2,300
するめ	20	220	たたみいわし	1,400
ソフトクリーム	200	220	さくらえび・素干し	1,200
脱脂粉乳	20	200	いかなご・煮干し	1,200
まぐろ(赤身)	(刺身1人分) 80	216	かぼちゃいり，味付け	1,100
ぎんざけ	(1切れ) 70	203	するめ	1,100
玄米	(茶碗1杯) 150	195	脱脂粉乳	1,000
普通牛乳	200	186	干しえび	990
プロセスチーズ	20	146	ごま・むき	870
ポップコーン	50	145	しらす干し・半乾燥品	860

リンが含まれている(表7.6)．現在では，食品添加物使用量の表示義務がないため，実際，どれくらいのリンを摂取しているのか注意する必要がある．特に慢性腎臓病時に起こる骨ミネラル代謝異常では高リン血症予防のためにリンの摂取を控えることが予後にとって好ましい．

7.3 微量ミネラルのはたらき

A. 鉄(iron, Fe)

a. 鉄の代謝

鉄はおもにヘモグロビンの構成成分である．生体内鉄欠乏は貧血だけでなく，運動機能や認知機能の低下を引き起こす．成長や妊娠に伴う必要量増大，月経による損失を補えるよう考慮し摂取しなければならない．食品中の鉄は，ヘモグロビンやミオグロビンに含まれる**ヘム鉄**(鉄とポルフィリンからなる錯体)と**非ヘム鉄**(無機鉄；Fe^{2+}, Fe^{3+})が存在する．腸管では，ヘム鉄を取り込む輸送体タンパク質が存在し，ヘム鉄のまま吸収される．Fe^{3+}は，そのままではほとんど吸収されないため，胃酸やアスコルビン酸(ビタミンC)などの還元物質によってFe^{2+}に変換され吸収される(図7.5)．このFe^{2+}の吸収は亜鉛や銅と競合する．FAO/WHOによると全体として鉄の吸収は15％程度である．**フィチン酸**(穀類や豆類に多く含まれる)，**タンニン**(茶，柿，ワインに含まれる渋み成分)，**シュウ酸**(おもにほうれん草など野菜に含まれる酸)などは**鉄の吸収を抑制**する．

鉄の恒常性は厳密に調節されており，生体内の鉄が不足すると吸収率が上昇し，排泄量も減る．一方，過剰な鉄は腸管上皮細胞に蓄積されており，細胞の剥離に

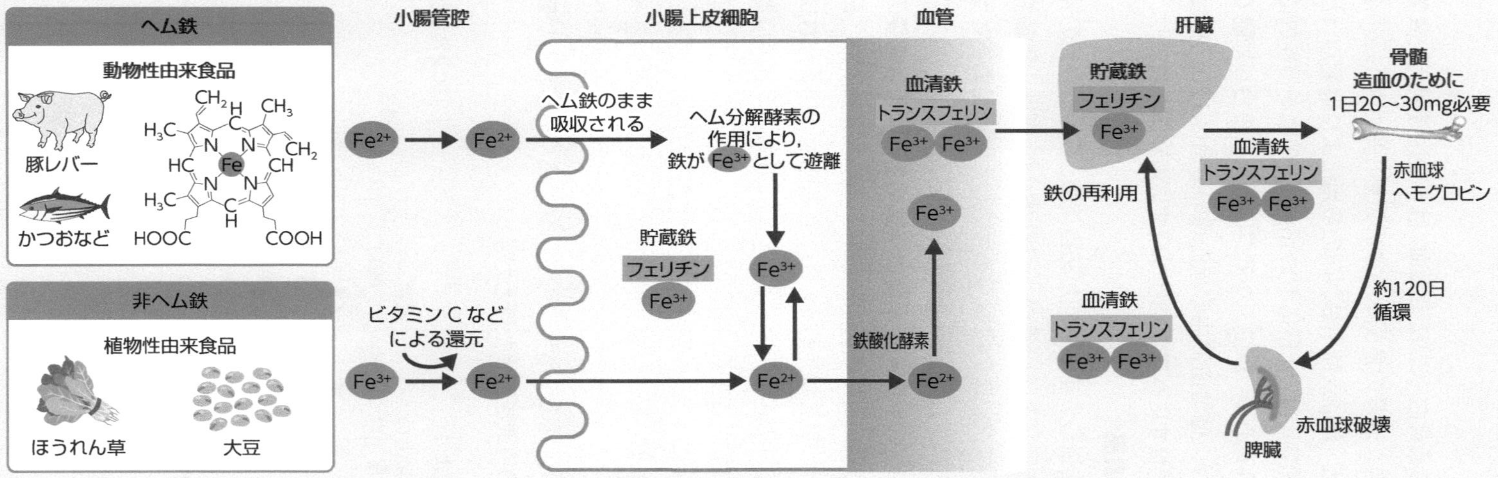

図 7.5　鉄の代謝
血清鉄は全身に運ばれ，赤芽球にトランスフェリンレセプターを介して取り込まれ，赤血球中ヘモグロビン鉄として利用される．

よって腸管内に脱落し糞便として排泄される.

b. 鉄の欠乏と過剰

鉄の欠乏によって生じる貧血（**鉄欠乏性貧血**）は，低栄養状態で頻繁に認められる栄養障害である．一方，通常の食品から鉄の過剰摂取が生じる可能性はない．サプリメントや強化食品，貧血治療用鉄製剤の多用により過剰症状が生じる危険性がある．バンツー鉄沈着症は，1日に100 mg以上の鉄を慢性的に摂取した場合に発生すると推定されている．鉄は，ヘモグロビンと結合し骨髄での赤血球の産生に利用されているが，循環血液中の赤血球の寿命は120日程度で，この際に放出された鉄は排泄されずにヘモグロビン合成に再利用される.

c. 鉄の摂取基準と含有食品

母乳栄養児では貧血を生じやすい傾向があるため，0～5か月の乳児は，母乳中の鉄含量から目安量を算定しているが，6か月齢以上では，年齢や月経の有無における鉄損失量，鉄蓄積量，また吸収率を考慮し，要因加算法を用いて推定平均必要量および推奨量を算定している（表7.2）．妊娠期では，胎児の成長に伴う鉄の貯蔵，臍帯・胎盤中への鉄貯蔵，循環血液量増加による鉄需要の増加を補うために，妊娠初期，中後期の付加量を策定している．授乳婦では，母乳中鉄含量と吸収率（15 %）から付加量を算定している．これらは，月経がない場合の推定平均必要量及び推奨量に付加する値である．乳児，妊婦，授乳婦における耐容上限量は報告不十分のため設定されていない.

野菜類，豆類には鉄分（非ヘム鉄）が多く含まれているものもあるが吸収率が低い．動物性食品（おもにレバーや魚介類，赤身の肉，卵黄）に含まれるヘム鉄が鉄分補給に適している（表7.7）．ただし，レバーにはビタミンAが非常に多く含まれており，過剰摂取により胎児の奇形発生のリスクが高くなることが知られているので，妊娠中はレバーの摂取を控えたほうがよい.

表 7.7　鉄を多く含む食品（常用量と 100 g あたりの含有量）

＊　鉄鍋で煮熟後乾燥させたもの．

常用量あたり			100 g あたり	
食品名	1食あたりの常用量（g）	鉄量（mg/常用量）	食品名	鉄量（mg/100g）
ひじき（干し）＊	8	4.6	バジル・粉	120.0
馬肉（馬刺し）	50	2.2	あおのり・素干し	77.0
大豆	30	2.0	あゆ・天然，内臓，焼き	63.0
鶏レバー	20	1.8	セージ・粉	50.0
豆乳	（コップ1杯）　150	1.8	いわのり・素干し	48.0
ほうれん草	80	1.6	きくらげ・乾	35.0
小松菜	50	1.4	あわび・塩辛	34.0
納豆	（1パック）　40	1.3	あさり・缶詰・水煮	30.0
そら豆	（未成熟）　50	1.2	チリパウダー	29.0
きはだまぐろ	60	1.2	カレー粉	29.0

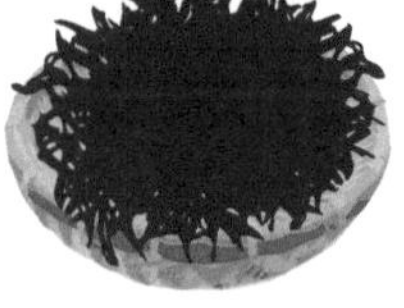

（非ヘム鉄）

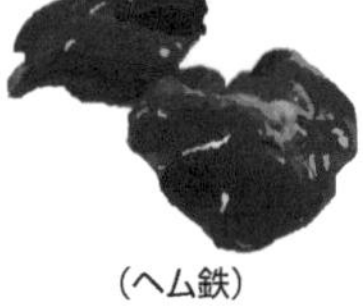

（ヘム鉄）

B. 銅（copper，Cu）

a. 銅の代謝

銅は，おおよそ10種類の酵素の活性化に必要で，エネルギー生成，鉄代謝，細胞外マトリックスの発達，神経伝達物質の産生，活性酸素除去などに関与している．生体内では約50％が筋肉や骨，約10％が肝臓中に存在する．銅の吸収は，2つのシステムによって調節されている．一つは2価の銅イオンが吸収される経路で，これは鉄や亜鉛の吸収と競合する．もう一つは，十二指腸で，2価から1価に還元されて特異的に取り込まれる経路である．吸収された銅は，一時肝臓に取り込まれてから血液循環中へ放出される．吸収された銅は，85％が肝臓で生成される胆汁とともに腸管から糞便中に排泄され，5％以下が腎臓から尿中へ排泄される．

b. 銅の欠乏と過剰

メンケス病は先天的（伴性劣性遺伝）な銅欠乏症である．メンケス病では，知能低下，発育遅延，中枢神経障害がみられる．後天的に摂取不足，吸収不良，損失増加による銅欠乏が生じた場合，鉄投与でも改善しない貧血が起こる．ほかにも白血球減少，骨異常，成長障害，心血管・神経系の異常，毛髪の色素脱失，筋緊張低下，易感染性，コレステロールや糖代謝の異常が起こる．銅過剰摂取は通常の食生活から起こる可能性はない．サプリメント多用により，過剰摂取になる可能性がある．銅過剰症の**ウィルソン病**（劣性遺伝疾患）は，肝機能障害，神経障害，精神障害，関節障害などが生じる．

c. 銅の摂取基準と含有食品

SOD：superoxide dismutase

銅の平衡維持量と血漿・血清銅濃度を銅の栄養状態の指標とし，生体内維持に必要な摂取量から成人の推定平均必要量および推奨量を設定している（表7.2）．妊婦では胎児の銅保有量を，授乳婦では母乳中の銅含量を満たせるよう吸収率（55％）を考慮し，付加量（推定平均必要量および推奨量）を算出した．また，乳児では日本人における母乳に含まれる量を目安量としている．耐容上限量は健康障害が起きない量として成人でのみ7 mg/日に設定されているが，生活習慣病予防のための目標量の設定には，未だエビデンスが不足している．

特に，えび，かになどの甲殻類やいか，牛レバーに多く含まれる．ほかにも，バジルや唐辛子などの香辛料，また豆や種実にも比較的多く含まれている．

C. 亜鉛（zinc，Zn）

a. 亜鉛の代謝

亜鉛は酵素の触媒作用，構造維持作用，調節作用に重要なはたらきをする．亜鉛の腸管吸収率は，摂取量にもよるが，30％程度である．亜鉛の吸収は，2価の陽イオンである鉄や銅と共通の経路をたどるため，鉄や銅の吸収と拮抗する．排泄は，腸管粘膜の脱落や膵液の分泌などから糞便中へ行われる．尿中への排泄量は少なく，摂取量による変動はほぼみられない．

b. 亜鉛の欠乏と過剰

亜鉛欠乏は，吸収障害のほか，亜鉛非添加の中心静脈栄養用輸液使用時，低亜鉛濃度の母乳摂取時，経腸栄養剤での栄養管理時に起こりうる．おもな症状は，味覚障害，皮膚炎，慢性の下痢，低アルブミン血症，汎血球減少，免疫機能障害，神経感覚障害，認知機能障害，成長遅延，性腺発育障害などが報告されている．亜鉛自体の毒性は極めて低いと考えられるが，慢性的な亜鉛摂取過多は銅吸収障害による銅欠乏，鉄吸収障害による貧血，スーパーオキシドジスムターゼ活性低下，汎血球減少，胃の不快感などを起こす．普段の食事において摂取過剰が起こることは考えにくく，サプリメントや強化食品の多量服用による過剰摂取の危険性がある．

c. 亜鉛の摂取基準と含有食品

亜鉛は，尿や糞便以外にも汗や精液，月経血に含まれて排泄される．これら総排泄量と吸収量から12歳以上の小児と成人の推定平均必要量と推奨量が策定されている．1～11歳の小児については精液，月経血による亜鉛消失がないため，平衡維持量から算定している．妊娠期亜鉛の蓄積量と吸収率（非妊娠女性での

常用量あたり			100 g あたり	
食品名	1食あたりの常用量（g）	亜鉛量（mg/常用量）	食品名	亜鉛量（mg/100 g）
かき	（2～3個） 50	7.0	かき・養殖，生	14.0
牛ひき肉	（ハンバーグ1個） 60	3.1	塩辛（かつお類）	12.0
和牛かた	60	2.9	パプリカ・粉	10.0
ゴーダチーズ	（フォンデュ） 50	1.8	ビーフジャーキー	8.8
うなぎ（蒲焼）	60	1.6	スモークレバー	8.7
たらばがに	（1杯） 50	1.6	かたくちいわし・田作り	7.9
たけのこ	100	1.5	かぼちゃ・いり，味付け	7.7
玄米	（茶碗1杯） 150	1.2	牛ひき肉・焼き	7.6
からすみ	10	0.9	ナチュラルチーズ・パルメザン	7.3
帆立貝	（3個） 30	0.8	ピュアココア	7.0

表7.8 亜鉛を多く含む食品（常用量と100 g あたりの含有量）

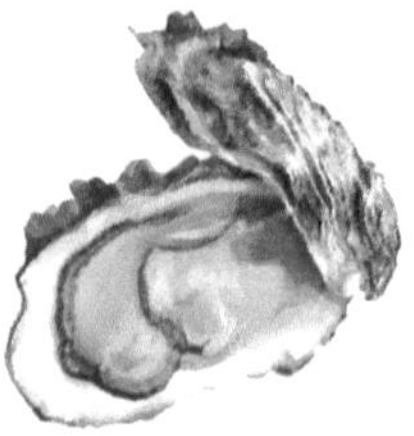

27 %）から妊婦における付加量（推定平均必要量および推奨量）を求めている．授乳婦では母乳中亜鉛必要量と授乳婦の吸収率（53 %）から推定平均必要量を算定し，乳児の亜鉛欠乏予防の観点も含めて推奨量を策定している．乳児では，母乳および離乳食中の亜鉛含量から目安量を算定している．亜鉛は，成人の耐容上限量のみ設定され（小児，乳児，妊婦，授乳婦においては十分な情報がない），目標量の設定は，行われていない．

魚介類（特にかき，からすみ，たらばがになど）や**牛肉**，**卵黄**に豊富に含まれている（表7.8）．さらに動物性タンパク質が亜鉛の吸収を促進するので，これらの食品は亜鉛摂取に優れている．

D．マンガン（manganese，Mn）

a．マンガンの代謝

マンガンは，スーパーオキシドジスムターゼ酵素の構成因子であり，骨代謝や糖脂質代謝，運動機能，皮膚代謝などに関与する．マンガンは，胃で可容化されて2価のイオン（Mn^{2+}）として吸収される．マンガンの吸収は，鉄の吸収と競合するため，鉄摂取量と反比例する．吸収率は，1～5％程度である．体内のマンガンは胆汁により腸管に分泌され，糞便として排泄される．

b．マンガンの欠乏と過剰

通常の食生活ではマンガン欠乏は起こらないと考えられているが，中心静脈栄養を行っている患者では，欠乏する可能性がある．動物実験ではマンガン欠乏により骨形成異常，成長障害，妊娠障害がみられる．一方，サプリメント多用や，厳密な菜食により過剰摂取が起こりうる．また以前，中心静脈栄養時に毎日2.2 mgのマンガンを約2年間投与された症例では，マンガンの脳蓄積によりパーキンソン様症状が現れたことが報告されている．

c．マンガンの摂取基準と含有食品

マンガンは，吸収率が著しく低く，その出納を正確に評価することが難しいことから，日本人のマンガン摂取量（おそらく平衡維持量を大きく上回る）に基づき目安量を設定している（表7.2）．妊娠における必要量は十分なデータがない．また，母乳中マンガン量は，著しく少ないため，妊婦・授乳婦における目安量はそれぞれ非妊娠・非授乳期の目安量を適用している．

マンガンは土壌中に広く存在しており，特に種実類ではくるみ，アーモンド，ごま，野菜類ではしょうがやしそ，海藻類ではあおのり，穀類では小麦，その他，玉露，せん茶，紅茶にも多く含まれている．

E. ヨウ素（iodine, I）

a. ヨウ素の代謝

生体内の**ヨウ素**の70～80％は甲状腺に存在し，**甲状腺ホルモン**の構成因子となる．甲状腺ホルモンは，成長，発達を促し，エネルギー代謝を亢進させる．摂取したヨウ素の吸収率は100％である．血漿中ではヨウ化物イオンとして存在し，能動的に甲状腺に取り込まれる．最終的に90％以上が尿中へ排泄される．

b. ヨウ素の欠乏と過剰

慢性的なヨウ素欠乏は，甲状腺ホルモンの分泌亢進，甲状腺肥大（甲状腺腫）を起こし，最終的に甲状腺機能低下を導く．また，妊娠中のヨウ素欠乏は，死産・流産の危険性を高めるほか胎児の先天異常や甲状腺機能低下を招く．日本人は，ヨウ素が多く含まれる**海藻類**（特に昆布）の消費量が高い．平均摂取量は1～3 mg/日と推定され，欠乏のリスクは低い．また，日本人は過剰摂取の影響を受けにくいと考えられているが，大量のヨウ素を摂取すれば，軽度の場合には甲状腺機能低下，重度の場合には甲状腺腫を発症する．閉経後の日本人女性で，ほぼ毎日海藻を食べるグループは，甲状腺がんや乳頭がん発症のリスクが高いことが示されている．

c. ヨウ素の摂取基準と含有食品

甲状腺への適切なヨウ素蓄積量を必要量とみなし，推定平均必要量としている（表7.2）．妊婦への付加は，新生児における甲状腺内ヨウ素必要量から付加量を算出している．授乳婦へは，乳児の目安量100 μg/日を付加量（推定平均必要量）としている．乳児への目安量は，日本人の母乳中ヨウ素濃度を用いると多すぎるので，アメリカ・カナダの基準を基に策定している．日本人における耐容上限量（成人および小児）は，甲状腺機能低下や甲状腺腫が生じない量として算出している．

F. クロム（chromium, Cr）

a. クロムの代謝

食品中に含まれる**クロム**は通常3価のクロム（Cr^{3+}）である．クロムの吸収率は，摂取形態によって変動するが，アメリカ・カナダの食事摂取基準では1％程度と見積もられ，代謝後は尿から排泄されると考えられている．食品成分表を用いた日本人のクロム摂取量は成人で1日あたり約10 μgである．

b. クロムの欠乏と過剰

クロム欠乏は，インスリン作用の低下や耐糖能低下が起こる可能性があるが，クロムによる糖代謝の改善作用は薬理的な効果であると考えられている．人工的に作製された**6価のクロム**は，自然界にはほとんど存在しないが，過剰摂取により生体内に蓄積し**毒性**を示すことが知られている．通常の食品からクロム（Cr^{3+}）

の過剰摂取は考えられないが，サプリメント多用による過剰摂取の危険性はあるため，成人での耐容上限量を一律500 μg/日としている．

c．クロムの摂取基準

成人（男女）における目安量を食品成分表に示されている数値を用いて10 μg/日に設定している（表7.2）．エビデンスの不足のため，推定平均必要量および推奨量の設定はしていない．また，小児における目安量，妊婦・授乳婦における付加量，また耐容上限量も策定していない．乳児では，母乳中クロム含量から目安量を算出している．

G．セレン（selenium，Se）

a．セレンの代謝

生体内における**セレン**は，抗酸化作用や甲状腺ホルモン代謝に重要である．

b．セレンの欠乏と過剰

セレン欠乏は**克山病**やカシン・ベック病に関与している．中心静脈栄養時にセレン欠乏が起こり，心筋障害を起こして死亡した症例もある．通常の食品からの摂取で毒性が生じる可能性は低いが，サプリメント多用による過剰摂取が起こる可能性がある．**慢性セレン中毒**で最も頻度が多い症状は，毛髪および爪の脆弱化・脱落である．その他，胃腸障害，皮疹，呼気にんにく臭，疲労，過敏，神経系異常が起こる．誤飲などによる急性中毒は，重度の胃腸障害，神経障害，呼吸不全，心筋梗塞，腎不全に陥る．近年では，血清セレン濃度の上昇が2型糖尿病の発症率増加に関連することが報告されている．

c．セレンの摂取基準と含有食品

セレン欠乏症予防の観点から，血漿グルタチオンペルオキシダーゼ活性値の飽和量の2/3を満たす摂取量を参照し，成人および小児の推定平均必要量，推奨量を策定している（表7.2）．妊婦では，胎児と胎盤を合わせた増加分と血液量の増加分から必要なセレン量を算出し，付加量とした．また，授乳婦においては，母乳への必要量を満たす量を付加量として算出している．耐容上限量は，慢性セレン中毒時の毛髪と爪の脆弱化・脱落の発現を指標として算出している．

セレンは**魚介類**に多く含まれる．また，土壌や肥料のセレン濃度は，植物性食品や畜産物のセレン含有量に影響を及ぼす．

H．モリブデン（molybdenum，Mo）

a．モリブデンの代謝

モリブデンはおもに亜硫酸オキシダーゼの補酵素として機能している．日本人は，穀類，豆類の摂取が多いため平均的に毎日225 μgのモリブデンを摂取しており，大豆製品を多く食べたときは300 μgを超えるときもある．20歳代日本人女性を対象とした試験では，食事中のモリブデン吸収率は93％と推定されている．モリブデンの摂取量は尿中排泄量に反映され，強く相関しているので，モリブデンの恒常性は腎臓での尿中排泄調節が重要であることが示唆される．

b．モリブデンの過剰と欠乏

モリブデンをほとんど含まない中心静脈栄養輸液を18か月投与された米国のクローン病患者において，血漿メチオニン・尿中チオ硫酸の増加，血漿尿酸・尿中尿酸・尿中硫酸の減少，神経過敏，昏睡，頻脈頻呼吸などの症状が発症している．一方，モリブデン中毒に関する報告は少ない．日本では，毎日500 μg以上を摂取していると推定される成人女性において健康障害は認められていない．

c．モリブデンの摂取基準と含有食品

モリブデン出納が平衡する状態から，成人の推定平均必要量および推奨量が設定されている（表7.2）．妊婦へのモリブデン付加の必要性は明らかではないため，付加量は設定していない．授乳婦では母乳中必要量を考慮し，3 μg/日を付加量とした．乳児では，母乳中モリブデン含量と吸収率から算出し，目安量とした．耐容上限量は健康問題が生じない量として設定されている．

モリブデンは，**穀類**や**豆類**に多く含まれている．菜食者では摂取量が多くなる．

演習7-1　生体を構成する主要なミネラルを挙げよ．
演習7-2　生体内のナトリウム平衡は，どのようにして調節されているか．
演習7-3　カリウム摂取が推奨されている理由を書け．またカリウムを多く含む食品を挙げよ．
演習7-4　血液中のカルシウム濃度は，どのようにして調節されているか．
演習7-5　生体内におけるリンのはたらきについて説明せよ．
演習7-6　食品中の鉄の吸収についてまとめよ．
演習7-7　亜鉛欠乏時のおもな症状についてまとめよ．
演習7-8　ヨウ素のはたらきと欠乏症について説明せよ．

8. 水のはたらき

栄養素の体内での移動や化学反応は，水に溶けた状態で行われる．そのため，生体内での水は重要な役割を担う．

8.1 水の出納とホルモンのはたらき

人の体内における水分量はほぼ平衡に維持されており，成人（体重70kg程度の場合）における1日の体内に流入する水と体内から出る水の量はいずれも約2,500 mLと出納値はゼロである（図8.1）．

A. 水の出納

a. 体内に流入する水（約2,500 mL）

成人における体内に流入する水の量は，飲料水が最も多く約1,200 mL，次に，

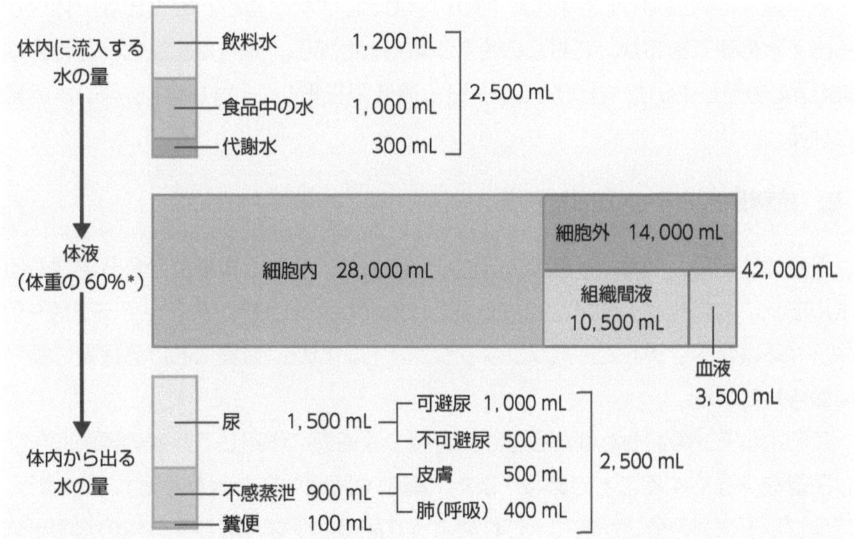

図8.1 成人における1日の水の出納と体液量
＊ 70 kgの人の場合42 kg分（42,000 mL）

水の吸収と分布

水は小腸で吸収される：消化管の中の水のほとんどは**小腸で吸収**され，一部が大腸にまで達する．最終的に便中に排泄される水は約100～200 mL程度である．

体の中で水はどこに：身体の各組織に含まれる水は，血液で約83％，脳で75％，皮膚や筋肉で70～80％と高い割合を示す．一方，骨や脂肪組織に含まれる水は10～30％程度とかなり低い．

食品中に含まれている水で約1,000 mL，最後に，**代謝水**の約300 mLである．代謝水とは，糖質，脂質，タンパク質が体内で酸化(分解)されることによりエネルギーが生成されるときに生じる水であり，酸化水または燃焼水ともいわれる．1 gにつき生じる水の量は，糖質0.56 mL，脂質1.07 mL，タンパク質0.39 mLであり，水素含有量の多い脂質が最も多く，タンパク質が最も少ない．

b．体内から出る水（約2,500 mL）

体内に流入する水の量が多い場合は，尿量を増加して水の排泄が調節される．

水の排泄量は，尿が最も多く約1,500 mLで，これには**可避尿**と**不可避尿**がある．

可避尿とは，体内に流入する水の量によって変動する尿のことで約1,000 mL，不可避尿とは，体内で生じた老廃物を排泄するために必要な尿のことで，体内に流入する水の量に影響なく約500 mLである．次に多い**不感蒸泄**とは，皮膚と肺（呼吸）からそれぞれ無意識に排泄される水のことで，その量は皮膚から約500 mL，肺から約400 mLの合計約900 mLであり，夏季や運動時の体温調節に深くかかわっている．なお，発汗は水と同時にナトリウムなどの電解質も失うため不感蒸泄とは区別している．最後に，約100 mLの水が糞便中に排泄される．

不可避尿の約500 mLと不感蒸泄の約900 mLは避けることのできない体内から出る水の量であるが，これらの合計1,400 mLから，体内で産生された代謝水300 mLを差し引いた1,100 mLが1日に最低限摂取しなければならない水の量となる．

B．抗利尿ホルモンのはたらき

下垂体は前葉，中葉，後葉の3部位に分けられ，そのうち後葉から分泌されるホルモンに**抗利尿ホルモン**（antidiuretic hormone：ADH）がある．アミノ酸9個からなる環状ペプチドで，**バソプレッシン**ともいわれ，腎臓における尿量の調節に関与している．

このホルモンのおもなはたらきは，腎臓の尿細管に作用して，水の再吸収を促し尿量を少なくすることである．また，運動や睡眠中にも水が不足しないよう，バソプレッシンの分泌が増え，これによって尿量が少なくなり，体内の水の出納は調整されている．バソプレッシンの分泌が不足あるいはなくなると尿崩症を起こし，1日の尿量は10 L以上にもなる．バソプレッシンには，全身の末梢血管を収縮させて血圧を上昇させるはたらきもある．

8.2　水のはたらき

A.　体内の水の量

水は体内で最も多い成分であり**体液**ともいう．体液の約3分の2は**細胞内液**に，残りの約3分の1は**細胞外液**に存在している（図8.1）．細胞外液は，組織間液（間質液）と血漿やリンパ液などの管内液に分けられる．たとえば，成人男性では，体重の約60 %が水（体液）であり，その約40 %が細胞内液，残りの約20 %が細胞外液で，そのうち組織間液が約15 %，管内液が約5 %となる．

性別や年齢，肥満度によって体内の水の量は異なり，成人男性では体重の約60 %，女性では約55 %を占めている．また，加齢とともに水の割合は減少し，新生児約80 %，幼児約70 %，高齢者約50 %である（図8.2）．脂肪組織は水の含量が少ないため，脂肪の含有量が多い女性は男性に比べて，また脂肪組織を多くもつ肥満の人はやせた人に比べて，それぞれ水の量は減少する．

B.　水の欠乏と過剰

体内の水が不足すれば，のどが渇き水を飲む．逆に，水を摂り過ぎれば尿となり排出される．この水の出納が崩れると体液量が変動し，脱水や浮腫が起こる（表8.1）．

図 8.2　水の体内分布（成人男性の場合）と体重に占める水分の割合

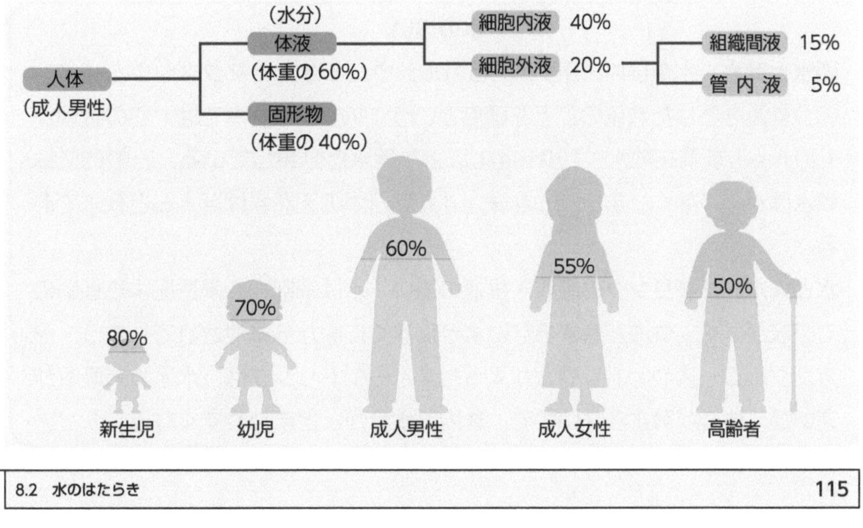

表 8.1　脱水と浮腫（種類と原因）

種類		原因
脱水	高張性脱水（水欠乏型脱水）	激しい発汗や極端な水の摂取量の低下などにより水欠乏がナトリウム欠乏に比べて大きい場合
	低張性脱水（ナトリウム欠乏型脱水）	嘔吐や下痢に起因してナトリウム補給をせず，多量な水分補充（希釈）された場合
	等張性脱水（水とナトリウムの両者同時欠乏）	水とナトリウムの両者の欠乏がある場合
浮腫	全身性浮腫	心・腎・肝疾患，栄養不良などの水排泄障害や血管内の浸透圧低下，アレルギー，炎症，長時間の座位や起立状態などの場合
	局所性浮腫	

a．水の欠乏：脱水

脱水とは，体液が減り正常値（成人男性では約60 %）以下の水の量になった状態をいう．原因として，運動や高温下での多量の発汗，発熱，嘔吐や下痢による水と電解質の喪失，また，皮膚や肺からの不感蒸泄の増加などが挙げられる．

脱水は，水とナトリウムの欠乏状態によって，**高張性脱水**（**水欠乏型脱水**），**低張性脱水**（**ナトリウム欠乏型脱水**），**等張性脱水**（水とナトリウムの両者同時欠乏）に分けられる（図8.3）．

高張性脱水（水欠乏型脱水）とは，激しい発汗や極端な水の摂取の低下などにより，水が著しく欠乏し，細胞外液の浸透圧が高くなった状態をいう．このため，細胞内液の水は浸透圧の高い細胞外液へ移行する．症状としては発熱や口渇が強くみられる．自ら水を摂取することが難しい乳幼児や高齢者に多い．

低張性脱水（ナトリウム欠乏型脱水）とは，嘔吐や下痢に起因してナトリウムを補給せず，水分が多量に補充され細胞外液の浸透圧が低くなった状態をいう．このため，細胞外液の水は浸透圧の高い細胞内液へ移行する．自覚症状は初期に少ないが，進行すると全身倦怠感や手足が冷たくなるなどの症状がみられる．

等張性脱水（水とナトリウムの両者同時欠乏）とは，両者の混合型で，水とナトリウムがほぼ同じ割合で欠乏している状態をいう．浸透圧の変化はみられないが，

水の違い

硬水と軟水：水1L中に溶けているカルシウムイオンとマグネシウムイオンの合計量を表した数値のことを**硬度**という．WHOの基準では，この数値が120 mg/L未満を**軟水**，120 mg/L以上を**硬水**と分類している．一般的には軟水はくせがなく，まろやかな味がする．日本の天然水はほとんど軟水である．

水とスポーツドリンクの吸収・排泄の違い：水は細胞内の浸透圧より低いので吸収が早く，体液が薄まらないようにすぐに尿から排泄されてしまう．一方，グルコースやナトリウムが入ったスポーツドリンクは，水よりも吸収が遅いが，体液が薄まらないので，体内に水分がとどまりやすくなる．

図 8.3　体液量と細胞外液の浸透圧の変化

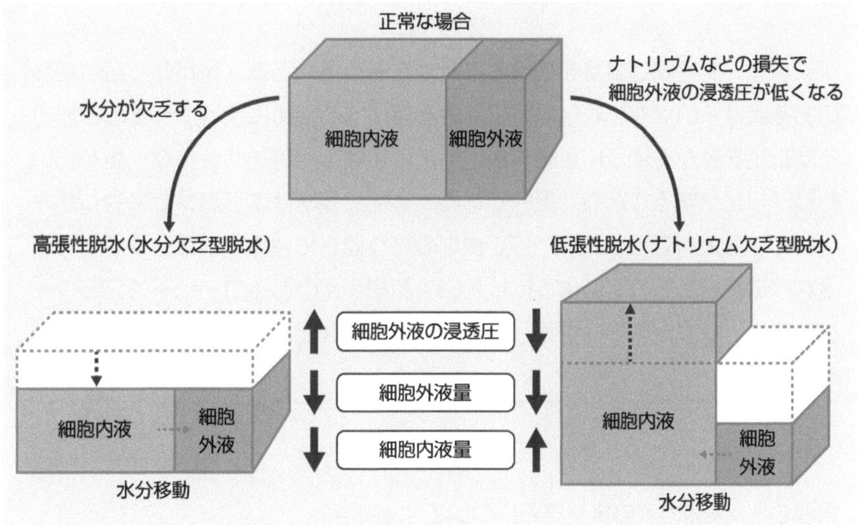

循環血液量の減少により血圧が低下する．

b．水の過剰：浮腫

浮腫とは，細胞外液，特に組織間液が過剰に増加した状態をいい，むくみともいう．これは，細胞外液の水やおもな電解質であるナトリウムが増加して起こり，体重増加や指圧痕（指先の圧迫でくぼみを生じる）を示す．なお，腹水や胸水は浮腫と区別する．原因として，心疾患（心不全），腎疾患（ネフローゼ症候群，糸球体腎炎），肝疾患（肝硬変），栄養不良などの水の排泄障害や血管内の浸透圧低下，アレルギー，炎症，長時間にわたる座位や起立状態などが挙げられる．

浮腫の見られる場所により，**全身性浮腫**と**局所性浮腫**があり，局所性の場合は，下肢や顔面とくに上まぶたに症状があらわれやすい．治療は，その原因が加齢や疾患，または薬剤性なのかを特定したうえで行う．原因疾患のある場合はその治療が大切となってくる．また，食事療法が必要な場合は，浮腫の種類や程度に応じて，タンパク質や食塩，水の制限も重要となる．

脱水予防

熱中症予防として喉が乾いたと感じる前にこまめな水の補給が大切である．戸外で大量に汗をかいた場合は，汗と一緒にナトリウムも失うため，同じタイミングでの電解質の補給が必要でスポーツ飲料や経口補水液などが効果的である．室内で普段の生活をしている場合には，とりわけ電解質の補給は必要ない．甘いジュースや清涼飲料水ばかり飲んでいると血糖値や血圧の上昇にもつながり，摂り過ぎには注意が必要である．補給する水は冷却しすぎないようにする．

浮腫予防

デスクワークで同じ姿勢を続けることや立ち仕事などで，足がむくんだ経験のある人は多いかもしれない．むくみを解消するために座ったままの状態でも時折足を動かすように意識したい．たとえば，足首を回したり，指を開いたり閉じたりすることも効果的である．また，夏季はエアコンで冷やしすぎないことも大切で，予防策として食塩の摂り過ぎに注意することや日中の適度な水の補給も忘れないようにしたい．利尿作用のあるコーヒー，紅茶，ウーロン茶やカリウムの多い野菜，果物，発酵食品などを積極的に摂ることも勧められる．

演習8-1　人体の水の排泄経路についてまとめよ．

演習8-2　抗利尿ホルモンのはたらきを書け．

演習8-3　体内の水の量は，性別，年齢，肥満度により，どのように違うか．

演習8-4　脱水の種類についてまとめよ．

演習8-5　浮腫の原因を書け．

9. エネルギー代謝

食物から摂取した糖質，タンパク質，脂質は，それぞれの栄養素独自のはたらきをするとともに，私たちの身体のエネルギーとして利用されている（図1.7参照）．

9.1 エネルギー代謝の概念

エネルギーとは，物理量として「仕事」をすることができる能力（量）あるいは物質を変化させることができる能力（量）のことをいう．エネルギーは熱，力学，光，電気，化学エネルギーなどさまざまな形で存在する．ヒトは生命を維持し，生活活動を営むために絶えずエネルギーを獲得し，それを消費していく必要がある．

図9.1に示すようにエネルギー摂取量とエネルギー消費量が等しいとき体重に

図9.1 エネルギー出納の概念

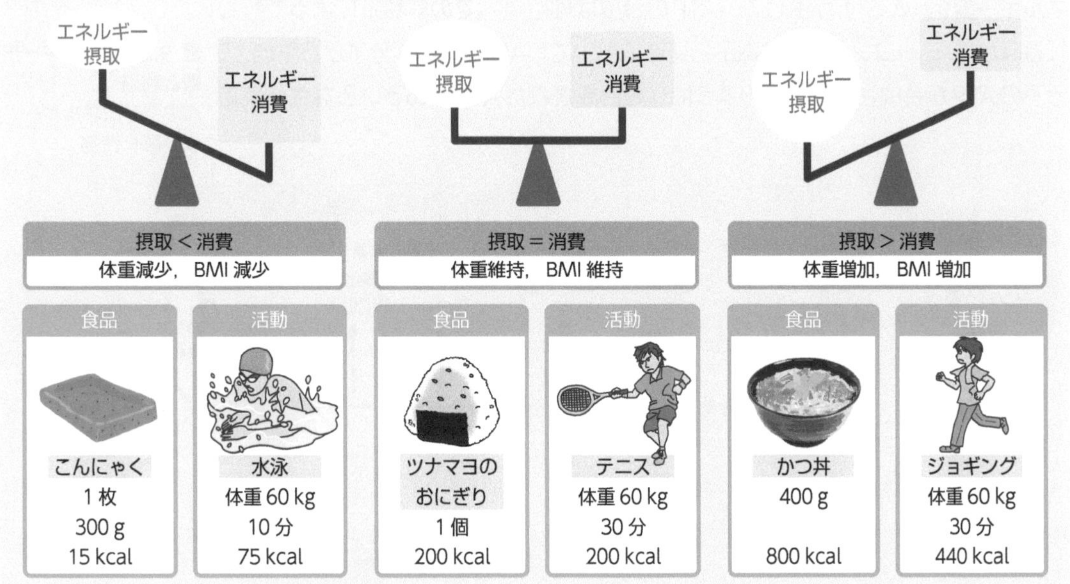

変化はなく，BMI（body mass index）も一定に保たれる．エネルギー摂取量がエネルギー消費量を上回る状態（エネルギー出納が正の状態）が続くと体重，BMIは増加していく．逆に，エネルギー摂取量がエネルギー消費量を下回る状態（エネルギー出納が負の状態）が続いた場合は，体重，BMIは減少していく．**エネルギー必要量**とは，世界保健機関（WHO）の定義に従い，「ある身長・体重と体組成の個人が，長期間に良好な健康状態を維持する身体活動レベルの時，エネルギー消費量との均衡が取れるエネルギー摂取量」としている．さらに，比較的に短期間の場合には，「そのときの体重を保つ（増加も減少もしない）ために適当なエネルギー」とされている．

A. 生体におけるエネルギーとは

ヒトが生命活動を維持するためには，食物からの栄養素摂取とその体内代謝の継続が必要不可欠である．糖質，タンパク質，脂質などのエネルギー産生栄養素がもっているエネルギーを利用し，ATPに代表される高エネルギーリン酸化合物を産生する（図9.2）．ATPのエネルギーは生体成分の合成，筋肉の収縮，神経刺激の伝達，体温の維持などに利用されている．つまり，ヒトは栄養素から得たエネルギーを熱，力学，電気，化学エネルギーなどさまざまな形で利用している．

生体内では，さまざまな化学反応に伴い，ATPを産生し，エネルギーの共通通貨として利用し，生命の維持に役立てている．ATPは，アデニンとリボースが結合した**アデノシン**に**3個のリン酸基**を含んでおり，分子内に2つの**高エネルギーリン酸結合**をもっている（図9.3）．ATPの末端のリン酸結合が加水分解され，ADPと無機リン酸（Pi）になるとき，**ATP 1分子あたり約7.3 kcal**の標準自由エネルギー変化（$\Delta G^{0'}$）が生じる．ATPの合成は細胞質内での解糖系によって行われるほかに，ミトコンドリアの電子伝達系において$NADH + H^+$ 1分子から平均2.5分子のATPが合成される．このようにして合成されたATPがいろいろな生体反応

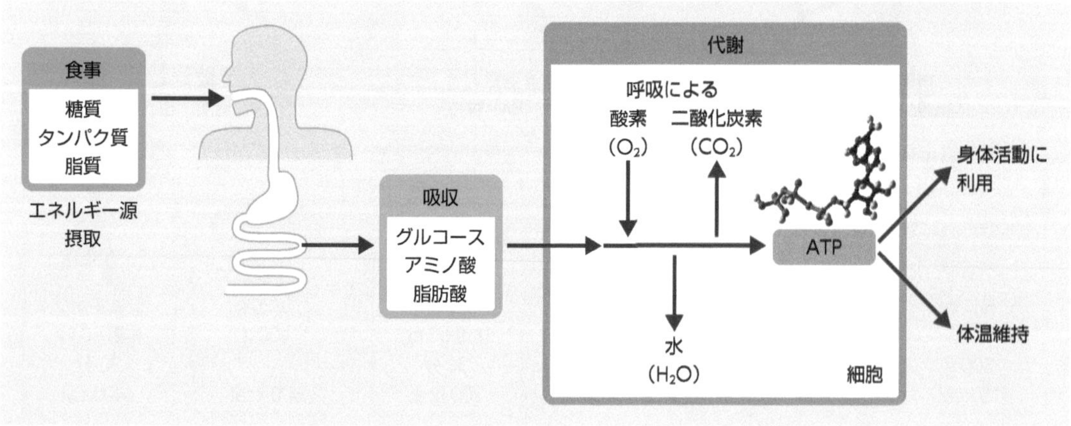

図 9.2 エネルギー摂取と利用
ATP：高エネルギーリン酸化合物

図 9.3　ATP の構造
AMP:adenosine monophosphate, ADP: adenosine diphosphate, ATP : adenosine triphosphate

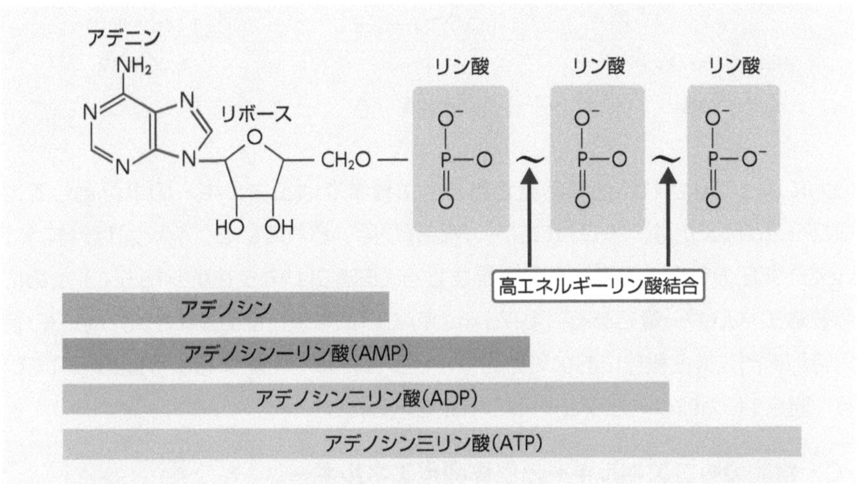

図 9.4　ATP の利用

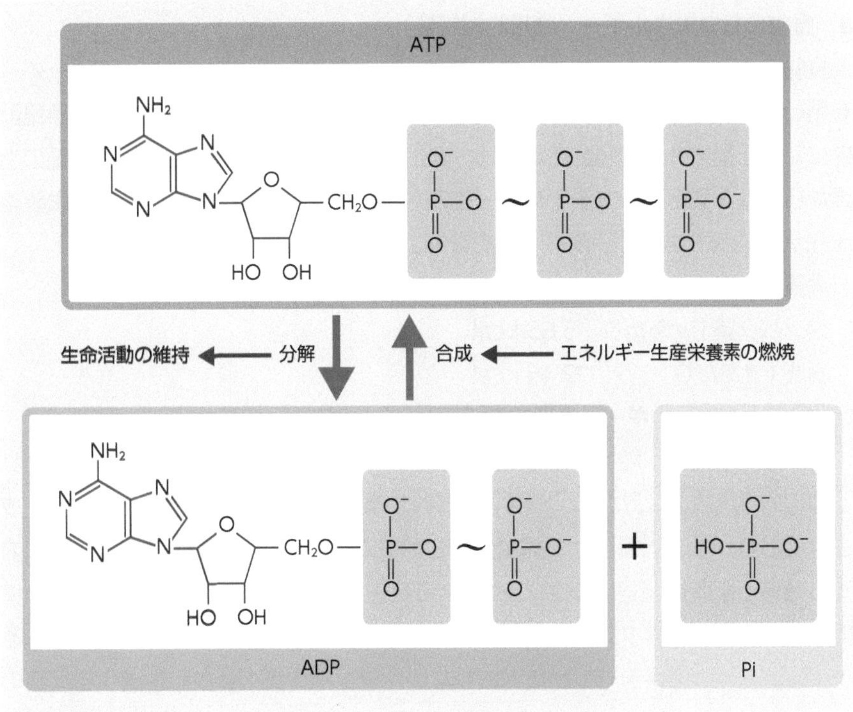

に必要なエネルギーとして利用され，生命活動の維持に役立っている(図9.4).

B. エネルギーの単位

国際規格（SI単位系）におけるエネルギーの単位は**ジュール**（joule，記号J）が用いられており，1 Jは10^7エルグ（erg）に相当する．1ergは，質量1 gのものを1 cm持ち上げるのに必要なエネルギーの量である．また，1 Jは1ニュートン(newton，N)の力が物体にはたらき，その方向に物体が1メートル動く間に，そ

表 9.1　エネルギーの換算（カロリーとジュール）

	1キロカロリー（kcal）	1ジュール（J）
キロカロリー（kcal）	1	0.000239
ジュール（J）	4,184	1

の力によってなされる仕事の量である．栄養学ではエネルギーの単位として**カロリー**（cal）または，**キロカロリー**（kcal）が用いられている．1 kcalは，純水1 kgを1気圧のもとで温度を1°C上昇させる（正確には14.5°Cから15.5°C）ために必要なエネルギー量である．1973年のFAO（国際連合食糧農業機関）/WHO合同特別専門委員会報告においてカロリーとジュールを併記するよう勧められている．表9.1にカロリーとジュールの関係を示した．

C. 食物のもつエネルギーと生体利用エネルギー

a. 食物のもつエネルギー（物理的燃焼値）

食物中の栄養素がもつエネルギー量はボンベ熱量計（ボンベカロリーメーター）を用いて測定される（図9.5）．これは，試料を白金の試料皿にのせボンベ熱量計内にて高圧酸素条件で完全燃焼させ，発生する熱を周囲の水に伝えて，水温の上昇から熱量を測定する方法である．この方法によって，各エネルギー産生栄養素を完全に燃焼させた場合の**物理的燃焼値**は以下のとおりである．

糖質1 gあたり	4.10 kcal
タンパク質1 gあたり	5.65 kcal
脂質1 gあたり	9.45 kcal

b. 生体利用エネルギー（生理的燃焼値）

生体内で栄養素が燃焼する際に発生するエネルギーはボンベ熱量計で測定される物理的燃焼値とは異なる．糖質と脂質は炭素（C），水素（H），酸素（O）から構成されており，ボンベ熱量計で完全燃焼されてCO_2とH_2Oが生成される．生体内でも糖質と脂質は同様にCO_2とH_2Oまで代謝される．しかし，タンパク質の構成成分である窒素はボンベ熱量計内では完全燃焼されて窒素酸化物（NO_x）となるが，生体内では尿素までしか代謝されない．タンパク質1 gから生成する尿素の

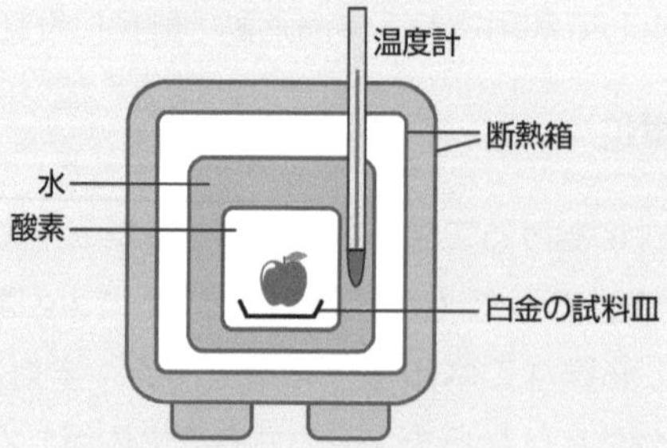

図 9.5　ボンベ熱量計の模式図

燃焼熱は1.3 kcalであるので，生体内でタンパク質1 gが燃焼したときのエネルギー量は4.35 kcal（5.65 − 1.3=4.35 kcal）となる．また，摂取した各栄養素は完全には消化吸収されないので，実際には消化吸収率を考慮しなければならない．糖質，タンパク質，脂質の平均消化吸収率は，それぞれ，98 %，92 %，95 %であるので，**生理的燃焼値**（**生体利用エネルギー量**）は以下のようになる．

糖質1 gあたり	4.10 × 0.98 = 4.018	(kcal)
タンパク質1 gあたり	4.35 × 0.92 = 4.002	(kcal)
脂質1 gあたり	9.45 × 0.95 = 8.978	(kcal)

この生理的燃焼値を整数1桁に単純化して，**糖質4**（kcal/g），**タンパク質4**（kcal/g），**脂質9**（kcal/g）とした値を**アトウォーター係数**といい，食品中のエネルギー量の概算値を求める際に用いられる．

9.2 エネルギー消費量

エネルギー消費量は，**基礎代謝**，**食事による体熱産生**（**食事誘発熱産生**），**身体活動**の3つに分けられる．さらに，身体活動は運動と運動以外の生活活動に分けられ，姿勢の保持や家事，買い物，通勤・通学における歩行，仕事などの活動が含まれる．それぞれのエネルギー消費量は基礎代謝が約60 %，食事誘発熱産生が約10 %，身体活動が約30 %（運動が0 ～ 10 %程度，生活活動が20 ～ 30 %程度）である（図9.6）．

A. 基礎代謝量とは

a. 基礎代謝の定義

基礎代謝（basal metabolism：BM）とは生命活動を維持していくのに必要な最小のエネルギー代謝のことで，**基礎代謝量**（basal metabolic rate：BMR）は，推定エネルギー必要量の算出や運動時のエネルギー代謝を測定するための値として用いられる．

b. 基礎代謝量の測定

基礎代謝量の測定は，早朝空腹時，快適な室内（室温，湿度など），安静仰臥位，覚醒状態のもと行われる．また，基礎代謝量を直接測定する方法以外に，性，年

図9.6　1日のエネルギー消費量の内訳

性別	男性			女性		
年齢（歳）	基礎代謝基準値（kcal/kg 体重 / 日）	参照体重（kg）	基礎代謝量（kcal/ 日）	基礎代謝基準値（kcal/kg 体重 / 日）	参照体重（kg）	基礎代謝量（kcal/ 日）
1～2	61.0	11.5	700	59.7	11.0	660
3～5	54.8	16.5	900	52.2	16.1	840
6～7	44.3	22.2	980	41.9	21.9	920
8～9	40.8	28.0	1,140	38.3	27.4	1,050
10～11	37.4	35.6	1,330	34.8	36.3	1,260
12～14	31.0	49.0	1,520	29.6	47.5	1,410
15～17	27.0	59.7	1,610	25.3	51.9	1,310
18～29	23.7	64.5	1,530	22.1	50.3	1,110
30～49	22.5	68.1	1,530	21.9	53.0	1,160
50～64	21.8	68.0	1,480	20.7	53.8	1,110
65～74	21.6	65.0	1,400	20.7	52.1	1,080
75 以上	21.5	59.6	1,280	20.7	48.8	1,010

表 9.2　日本人の基礎代謝基準値と参照体重，基礎代謝量
[日本人の食事摂取基準（2020 年版）]

齢，身長，体重などを用いた推定式などもある．日本人の**基礎代謝基準値**（kcal/kg体重/日）と参照体重を表9.2に示した．基礎代謝基準値と基礎代謝量の関係は次式のとおりである．

基礎代謝量（kcal/日）＝基礎代謝基準値（kcal/kg体重/日）×参照体重（kg）

c. 基礎代謝に影響する要因

(1) 性別　基礎代謝には男女差があり，女性は男性と比較して，およそ10％小さい．これは，女性のほうが男性よりも筋肉量が少なく脂肪組織の割合が多いなど，身体構成成分の違いや性ホルモンの違いによる．

(2) 年齢　基礎代謝基準値は1～2歳までが最も高く，以降年齢とともに低下する．基礎代謝量は男性では15～17歳，女性では12～14歳でピークになり，以降年齢とともに低下する．

(3) 体格　基礎代謝量は体重や体表面積に比例し大きくなる．また，体重よりも**除脂肪体重**（lean body mass：LBM）のほうが基礎代謝量と強い相関が見られる．脂肪組織よりも筋肉組織でのエネルギー代謝活性が大きいためである．低栄養時などの体タンパク質の合成が抑制されている場合，基礎代謝は抑制されている．

(4) 体温　体温が高い人は，体温が低い人と比較して基礎代謝量は大きく，発熱によってエネルギー代謝は活発になる．体温が1°C上昇するとエネルギー代謝は，およそ13％上昇する．

(5) ホルモン　基礎代謝におけるホルモンの影響は大きく，甲状腺から分泌されるサイロキシン，副腎髄質から分泌されるアドレナリン，脳下垂体から分泌される成長ホルモンなどによって基礎代謝は亢進する．甲状腺ホルモンや成長ホルモンは脂肪組織における中性脂肪の分解を促進し，血中の遊離脂肪酸（free fatty acid：FFA）濃度を上昇させる．このFFAを細胞が取り込みβ酸化によるエネルギー産生に利用する．

(6) 性周期　女性は性周期によっても基礎代謝が変化する．排卵後から基礎体温は上昇し，月経前2～3日まで基礎代謝は亢進する．月経開始に伴い体温は低下し基礎代謝も低下する．高温期（黄体期）と低温期（卵胞期）の周期とほぼ並行して基礎代謝も変化する．また，妊娠期において，胎児が成長し体重が増加する後期に上昇する．

B. 安静時代謝量

安静時代謝量（**安静時エネルギー消費量**，resting energy expenditure：**REE**）とは，覚醒座位時の安静な状態でのエネルギー代謝のことをいい，基礎代謝量と比較して，およそ20％大きい．食後数時間経過した安静座位の状態では，消化吸収や姿勢を保つために骨格筋の緊張が高まりエネルギー消費量は大きくなる．一方で，睡眠時の代謝は交感神経の抑制や骨格筋の緊張低下などによって覚醒時と比べエネルギー代謝は約10％低下している．入眠直後は覚醒時の影響が残っているため，睡眠が深いほどエネルギー代謝の低下度合いは大きい．

C. 食事誘発熱産生

食物を摂取した後，数時間はエネルギー代謝が亢進する．この現象を**食事誘発熱産生**（diet induced thermogenesis：**DIT**）という．以前は，特異動的作用（specific dynamic action：SDA）といわれていた．DITの発現は栄養素の消化，吸収，体内代謝の亢進によるものと考えられている．DITは摂取するエネルギー産生栄養素の比率によって変化し，タンパク質を単独で摂取した際にもっとも高く摂取エネルギー量の約30％とされている．糖質の単独摂取では約6％，脂質では約4％とタンパク質に比べると小さい．また，日本人の1日のDITは食物から摂取したエネルギー量の約10％に相当する（図9.6）．タンパク質のDITが大き

脳で使えるエネルギー源

脳は，体重の2％程度の重量であるにもかかわらず，そのエネルギー消費量は全身の約20％を占めている．脳は厳重に保護された環境にあり，到達することができる栄養素に限りがあることや，脳内の酵素活性の関係から，通常，グルコースしかエネルギー源として利用できない（絶食が続くような状態では，ケトン体も利用可能）．さらに脳のグリコーゲン貯蔵量はごくわずかであり，常に血液からグルコースが供給されなければならない．1日3回食事からグルコースを補給することは，脳の働きを維持するためにとても重要である．

いのは，タンパク質の分解やアミノ酸のアミノ基転移反応などに伴う発生熱が大きいためと考えられている．DITで発生するエネルギーは熱エネルギーとして体温の保持に利用されていると考えられている．

D．活動時代謝量

活動時代謝とは，仕事や日常生活における歩行などの身体活動を行っている際のエネルギー代謝のことである．**活動時代謝量**は，1日のエネルギー消費量の推定や労働，運動，日常生活活動など（身体活動）のレベルを判定するうえで重要である．**身体活動レベル**（physical activity level：**PAL**）を示す指標には**メッツ値**（metabolic equivalents：**Mets**）と**動作強度**（activity factor：**Af**）がある．また，身体活動レベルは，「身体活動レベル＝エネルギー消費量÷基礎代謝量」で求められる．

日本人の食事摂取基準（2020年版）において，身体活動レベルは低い（Ⅰ），ふつう（Ⅱ），高い（Ⅲ）の3段階に分けられており，成人（18～64歳）の身体活動レベルはそれぞれ，1.50，1.75，2.00となっている（表9.3）．生活の大半が座位で，静的な活動がおもな場合はレベルⅠ，座位中心の仕事だが，職場内での移動や立位での作業，接客など，あるいは通勤，買い物，家事，軽度のスポーツなどを含む場合をレベルⅡ，移動や立位の多い仕事への従事者，スポーツなど余暇における活発な運動習慣をもっている場合をレベルⅢとしている．

a．メッツ値

メッツ値は各種の身体活動時のエネルギー消費量が安静時のエネルギー消費量の何倍にあたるかを示す身体活動の単位である．**健康づくりのための身体活動基準2013**では，身体活動の強度を示す単位としてメッツ値が用いられており，18～64歳の成人では，3メッツ以上の強度の身体活動（生活活動＋運動）を毎日60

身体活動レベル	Ⅰ（低い）	Ⅱ（ふつう）	Ⅲ（高い）
1～2（歳）	—	1.35	—
3～5（歳）	—	1.45	—
6～7（歳）	1.35	1.55	1.75
8～9（歳）	1.40	1.60	1.80
10～11（歳）	1.45	1.65	1.85
12～14（歳）	1.50	1.70	1.90
15～17（歳）	1.55	1.75	1.95
18～29（歳）	1.50	1.75	2.00
30～49（歳）	1.50	1.75	2.00
50～64（歳）	1.50	1.75	2.00
65～74（歳）	1.45	1.70	1.95
75以上（歳）	1.40	1.65	—

表9.3　年齢階級別に見た身体活動レベル（男女共通）
［日本人の食事摂取基準（2020年版）］

分（＝23メッツ・時／週）行うことを推奨している．普通の歩行が3メッツの強度の身体活動であり，3メッツ以上の身体活動とは，歩行またはそれと同等以上の活動である．

b. 動作強度（Af）

Afは，基礎代謝量の倍数として表した各種身体活動の強度の指標である．メッツ値とAfの関係は，絶食時の座位安静時代謝量が，仰臥位で測定する基礎代謝量よりも約10％大きいため，Af≒メッツ値×1.1で表される．

E. エネルギー必要量

体重に変化がなく体組成が一定であれば，エネルギー摂取量はエネルギー消費量と等しく，総エネルギー消費量は二重標識水法で評価ができる．しかし，エネルギー摂取量の評価は食事アセスメントによる偶然誤差や過少申告などが影響するため正確に評価するのは困難である．そのため，日本人の食事摂取基準（2020年版）では，**推定エネルギー必要量**は，食事アセスメントから得られるエネルギー摂取量を用いず，総エネルギー消費量から推定値を求めている．

(1) 成人（妊婦，授乳婦を除く）　成人における推定エネルギー必要量は，

推定エネルギー必要量＝基礎代謝量*（kcal/日）×身体活動レベル

＊基礎代謝量（kcal/日）＝基礎代謝基準値（kcal/kg体重/日）×参照体重（kg）

として算出される．

(2) 小児（1～17歳）　身体活動に必要なエネルギーに加えて，成長における組織増加分のエネルギーを付加する必要がある．そのため，推定エネルギー必要量は，

推定エネルギー必要量＝基礎代謝量（kcal/日）×身体活動レベル＋
エネルギー蓄積量（kcal/日）

として算出される．

(3) 乳児　身体活動に必要なエネルギーに加えて，組織合成に利用されるエネルギーとエネルギー蓄積量を摂取する必要がある．組織合成に必要なエネルギーは総エネルギー消費量に含まれるため，推定エネルギー必要量は，

推定エネルギー必要量＝総エネルギー消費量（kcal/日）＋
エネルギー蓄積量（kcal/日）

として算出される．

(4) 妊産婦・授乳婦　妊娠継続，授乳に必要なエネルギー量が付加量として加えられている．

妊婦の推定エネルギー必要量＝妊娠前の推定エネルギー必要量（kcal/日）＋
妊婦のエネルギー付加量（kcal/日）

妊婦のエネルギー付加量は妊娠初期で50 kcal/日，中期で250 kcal/日，後

期で450 kcal/日とされている.

授乳婦の推定エネルギー必要量＝妊娠前の推定エネルギー必要量（kcal/日）

＋授乳婦のエネルギー付加量(kcal/日)

授乳婦のエネルギー付加量は350 kcal/日とされている.

【計算例】 年齢18歳，男性(身体活動レベルⅡ)の推定エネルギー必要量を求めよ.
体重は表9.2に示した参照体重を用いるものとする.

基礎代謝量は表9.2より

23.7×64.5≒1528（kcal）

身体活動レベルはⅡなので推定エネルギー必要量は

1528×1.75≒2674（kcal）

となる.

9.3 エネルギー代謝の測定法

エネルギー代謝の測定方法には直接法と間接法がある．エネルギーが消費される際，そのエネルギーは最終的に熱として放散される．放散された熱量を直接測定するのが直接法である．一方，生体内でエネルギーを産生する際の酸素消費量と二酸化炭素産生量，尿中窒素排泄量からエネルギー消費量を推定する方法が間接法である．表9.4に各エネルギー代謝測定法の特徴を示した.

A. 直接法と間接法

a. 直接法

直接法の代表的な測定機器としてアトウォーター・ローザ・ベネディクトのヒューマンカロリーメーターがある（図9.7)．閉鎖した測定室内に張り巡らされた水管を流れる水の温度変化を計ることで，被験者の放射する熱を測定する．また，室内の水蒸気量から呼気などの水蒸気の気化熱，被験者の体温の変化を考慮

表9.4 エネルギー代謝測定法の特徴

測定方法	特徴
ヒューマンカロリーメーターによる直接法	測定室内で熱量を直接測定するので精度が高い 被験者を室内に拘束するため行動が制限される 実験装置が大がかりで高価
ダグラスバッグ法およびブレス・バイ・ブレス法	屋外での測定が可能なため直接法に比べ測定できる活動範囲が広い 被験者に呼気採取用のマスクやダグラスバッグを装着するため行動が制限される 食事中のエネルギー代謝は測定できない
二重標識水法	被験者の行動を制限せずに済む 長期間のエネルギー消費量が測定できる 二重標識水が高価である

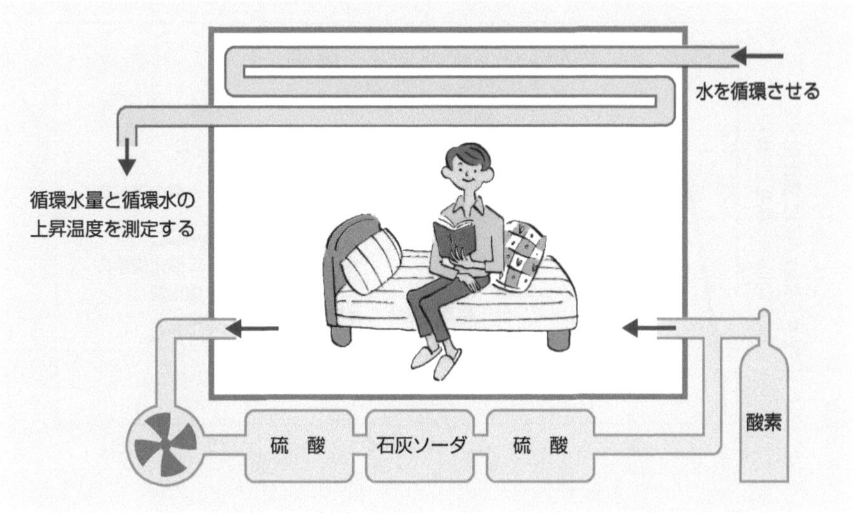

図 9.7　アトウォーター・ローザ・ベネディクトのヒューマンカロリーメーター
［沖田卓雄，基礎栄養学第 3 版（木戸康博ほか編），p.49，講談社（2015）］

してエネルギー消費量を測定する．この方法は，大がかりな装置を必要とし，被験者の拘束時間も長く，また，エネルギー消費量を測定できる活動範囲が室内と限定されるため，近年ではほとんど使用されていない．

b．間接法

体内で燃焼した糖質，タンパク質，脂質の各栄養素の熱量を，呼気中の酸素消費量と二酸化炭素産生量，尿中窒素排泄量から計算する方法が間接法である．

(1) ダグラスバッグ法およびブレス・バイ・ブレス法　短時間の測定の場合，一定時間内の呼気をダグラスバッグに採取し，その中の酸素と二酸化炭素の組成を分析するダグラスバッグ法（図9.8）やブレス・バイ・ブレス法による連続的な

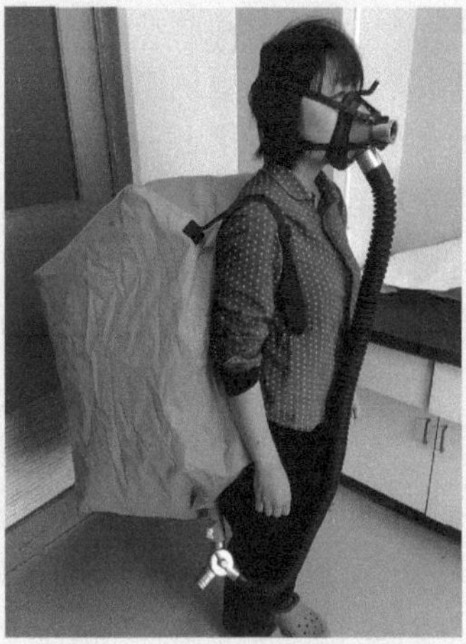

図 9.8　ダグラスバッグ法

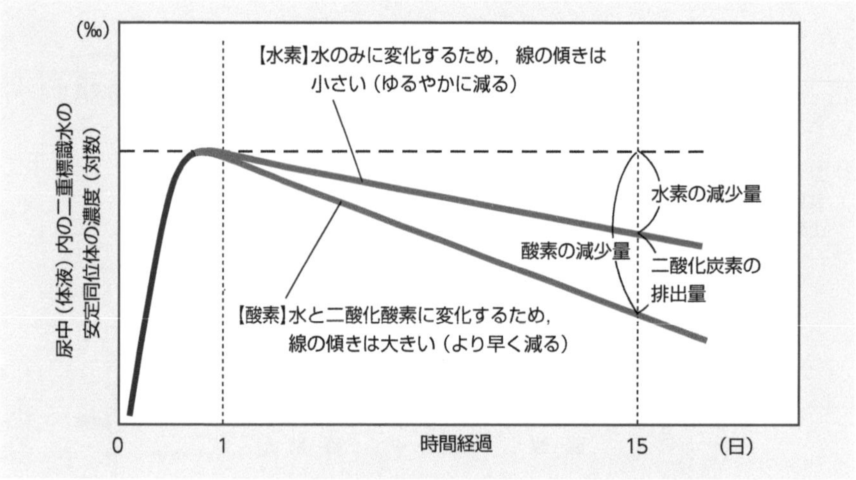

図 9.9　二重標識水法における安定同位体の変化
［沖田卓雄，基礎栄養学第 3 版（木戸康博ほか編），p.52，講談社（2015）］

呼気ガス分析法が用いられる．測定室が必要ないため屋外でのエネルギー消費量を測定できるが，呼気を採取するマスクやダグラスバッグを装着するため，食事中の測定ができないなど，ある程度活動が制限される．

(2) 二重標識水法　1週間から2週間程度にわたる期間のエネルギー消費量を測定する**二重標識水**(doubly labeled water：**DLW**)**法**も，いわゆる間接法の一種である．DLW法は1週間から2週間程度の二酸化炭素産生量の推定値と**呼吸商**(respiratory quotient：RQ)あるいは，**食物商**(food quotient：FQ)から平均エネルギー消費量を算出する．DLW法では，水素の安定同位体である^{2}H（重水素）と酸素の安定同位体である^{18}Oで標識された二重標識水($^{2}H_2{}^{18}O$)を用いる．被験者に一定量の二重標識水を飲んでもらい，体水分と二重標識水が平衡状態となった後，尿中の安定同位体の経日的濃度変化を測定することでエネルギー消費量を推定するものである．水素(^{2}H)は水($^{2}H_2O$)のみにしか代謝されないのに対して，酸素(^{18}O)は水($H_2{}^{18}O$)に代謝され，汗，尿，呼気中の水蒸気となって体外に排出されるものと，呼気中の二酸化炭素($C^{18}O_2$)に代謝され体外に排出されるものが存在する．そこから，2つの安定同位体の排出率の差をもとめ，二酸化炭素の排出量を求めることができる(図9.9)．これとは別に，期間中のRQあるいはFQを調べ，酸素消費量を算出することで，間接熱量測定の原理からエネルギー消費量を求めることができる．被験者の行動を制限せずに済むので，さまざまな運動や日常生活におけるエネルギー消費量を測定することができる．

B. 呼気ガス分析

エネルギー産生の際に，栄養素が酸素と反応し，二酸化炭素を産生する．間接法により測定された呼気ガス中の酸素消費量と二酸化炭素産生量を分析し，尿中窒素量も考慮してエネルギー消費量を算出する．

a. Weirの式

エネルギー消費量(kcal)＝3.941×酸素消費量(L)＋1.106×二酸化炭素産生量(L)－2.17×尿中窒素排泄量

また，エネルギー産生栄養素のうち，摂取エネルギー量に占めるタンパク質の割合は比較的一定である．そこで，タンパク質摂取量が占める割合を12.5％と仮定したときのWeirの式の簡易式は次式のとおりである．

エネルギー消費量(kcal)＝3.9×酸素消費量(L)＋1.1×二酸化炭素産生量(L)

激しい運動中の測定や摂取エネルギーに占めるタンパク質の割合が極端に大きい場合を除けば，尿中窒素排泄量を考慮しないことの影響は小さく呼気分析だけでも測定は可能である．

b. 非タンパク質呼吸商（nonprotein respiratory quotient：NPRQ）による測定法

酸素消費量と二酸化炭素産生量からRQを算出し，エネルギー消費量を求めることも可能である．RQとは酸素消費量に対する二酸化炭素産生量の比であり，糖質，脂質およびタンパク質が燃焼した際のRQはそれぞれ，1.0，0.707，0.801である．尿中窒素排泄量を考慮する場合，タンパク質の燃焼に必要な酸素消費量および二酸化炭素産生量を呼気ガス分析値から差し引き，残りの酸素消費量と二酸化炭素産生量から糖質，脂質の燃焼量を計算する．この値にタンパク質の燃焼で得られたエネルギー量を加えたものが総エネルギー消費量となる．タンパク質1 gが燃焼するとき，0.966 Lの酸素を消費し，0.774 Lの二酸化炭素を産生する．

また，消費酸素1 Lあたりのタンパク質による熱産生量は4.49 kcalである．

【計算例】 24時間の酸素消費量が450 L，二酸化炭素産生量が360 L，尿中窒素排泄量が8 gの場合のエネルギー消費量を求めよ．

エネルギー必要量とエネルギー消費量のイメージの例

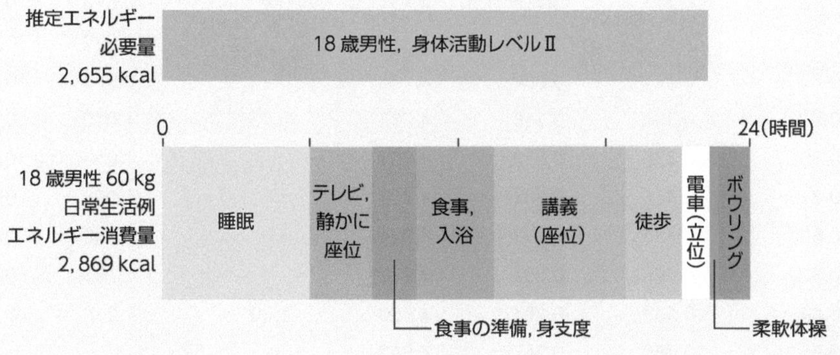

1)尿中窒素排泄量を考慮した場合の計算　尿中窒素排泄量より，

タンパク質の燃焼量

　8 × 6.25（窒素タンパク質換算係数）＝ 50（g）

タンパク質の燃焼による酸素消費量

　50 × 0.966 ＝ 48.3（L）

タンパク質の燃焼による二酸化炭素産生量

　50 × 0.774 ＝ 38.7（L）

NPRQ

　(360 − 38.7) ／ (450 − 48.3) ≒ 0.80

次に，表9.5を用いて糖質と脂質によるエネルギー量を求める．NPRQが0.80のとき，酸素1 Lあたりのエネルギー量は4.801 kcalであるから，糖質と脂質によるエネルギー量は，

　(450 − 48.3) × 4.801 ≒ 1929（kcal）

となる．タンパク質によるエネルギー量は

　48.3 × 4.49 ＝ 217（kcal）

となる．以上より，総エネルギー消費量は，

　1929 ＋ 217 ＝ 2146（kcal）

である．

表 9.5　非タンパク質呼吸商と非タンパク質性エネルギー

非タンパク質呼吸商（NPRQ）	消費酸素 1L あたり			非タンパク質呼吸商（NPRQ）	消費酸素 1L あたり		
	糖質の酸化分解量（g）	脂質の酸化分解量（g）	発生エネルギー（kcal）		糖質の酸化分解量（g）	脂質の酸化分解量（g）	発生エネルギー（kcal）
0.707	0.000	0.502	4.686	0.86	0.622	0.249	4.875
0.71	0.016	0.497	4.690	0.87	0.666	0.232	4.887
0.72	0.055	0.482	4.702	0.88	0.708	0.215	4.899
0.73	0.094	0.465	4.714	0.89	0.741	0.195	4.911
0.74	0.134	0.450	4.727	0.90	0.793	0.180	4.924
0.75	0.173	0.433	4.739	0.91	0.836	0.162	4.936
0.76	0.213	0.417	4.751	0.92	0.878	0.145	4.948
0.77	0.254	0.400	4.764	0.93	0.922	0.127	4.961
0.78	0.294	0.384	4.776	0.94	0.966	0.109	4.973
0.79	0.334	0.368	4.788	0.95	1.010	0.091	4.985
0.80	0.375	0.350	4.801	0.96	1.053	0.073	4.998
0.81	0.415	0.334	4.813	0.97	1.098	0.055	5.010
0.82	0.456	0.317	4.825	0.98	1.142	0.036	5.022
0.83	0.498	0.301	4.838	0.99	1.185	0.018	5.035
0.84	0.539	0.284	4.850	1.00	1.232	0.000	5.047
0.85	0.580	0.267	4.862				

2）尿中窒素排泄量を考慮しない場合の計算　RQは，

360 ／ 450 ＝ 0.8

であるので，NPRQを0.8とし，表9.5より酸素1 Lあたりのエネルギー量は4.801となる．したがって，酸素消費量が450 Lのときの総エネルギー消費量は，

450 × 4.801 ＝ 2160（kcal）

となる．

演習9-1	ATPの構造について説明せよ．
演習9-2	基礎代謝に影響する要因についてまとめよ．
演習9-3	食事誘発熱産生とは何か．
演習9-4	妊婦および授乳婦のエネルギー付加量について説明せよ．
演習9-5	糖質，脂質，およびタンパク質が燃焼した際のRQ（酸素消費量に対する二酸化炭素生産量の比）の数値を書け．

付録

日本人の食事摂取基準（2020年版）

策定の基本的事項

1. エネルギーの指標と概要

エネルギーについては，エネルギーの摂取量及び消費量のバランス（エネルギー収支バランス）の維持を示す指標として，BMIを用いた．このため，成人における観察疫学研究において報告された総死亡率が最も低かったBMIの範囲，日本人のBMIの実態などを総合的に検証し，目標とするBMIの範囲を提示した（付表1）．なお，BMIは，健康の保持・増進，生活習慣病の発症予防，さらには，加齢によるフレイルを回避するための要素の一つとして扱うことに留めるべきである．生活習慣病の食事指導では，体重当たりの推定エネルギー必要量(kcal/kg体重/日)が用いられることが多いので，付表3を基に，18歳以上の年齢層について付表2にまとめた．

付表 1　目標とする BMI の範囲（18 歳以上）*1,2

年齢（歳）	目標とする BMI（kg/m²）
18 ～ 49	18.5 ～ 24.9
50 ～ 64	20.0 ～ 24.9
65 ～ 74*3	21.5 ～ 24.9
75 以上*3	21.5 ～ 24.9

＊1　男女共通．あくまでも参考として使用すべきである．
＊2　観察疫学研究において報告された総死亡率が最も低かった BMI を基に，疾患別の発症率と BMI の関連，死因と BMI との関連，喫煙や疾患の合併による BMI や死亡リスクへの影響，日本人の BMI の実態に配慮し，総合的に判断し目標とする範囲を設定．
＊3　高齢者では，フレイルの予防及び生活習慣病の発症予防の両者に配慮する必要があることも踏まえ，当面目標とする BMI の範囲を 21.5 ～ 24.9 kg/m² とした．

2. 栄養素の指標と概要

付表 2　栄養素の指標と概要

摂取不足の回避	推定平均必要量（EAR）	ある母集団における必要量の平均値の推定値．当該集団に属する 50％の者が必要量を満たすと推定される 1 日の摂取量（estimated average requirement）
	推奨量（RDA）	ある母集団に属するほとんど（97 ～ 98％）の者が必要量を満たすと推定される 1 日の摂取量（recommended dietary allowance）
	目安量（AI）	「推定平均必要量」を算定するのに十分な科学的根拠が得られない場合に，特定の集団が，ある一定の栄養状態を維持するのに十分な 1 日の摂取量（adequate intake）
過剰摂取による健康障害の回避	耐容上限量（UL）	健康障害をもたらすリスクがないとみなされる習慣的な摂取量の上限を与える量（tolerable upper intake level）
生活習慣病の予防	目標量（DG）	生活習慣病の発症予防を目的として，特定の集団において，その疾患のリスクや，その代理指標となる生体指標の値が低くなると考えられる栄養状態が達成できる量，現在の日本人が当面の目標とすべき摂取量．生活習慣病の重症化予防およびフレイル予防を目的とした量を設定できる場合は，発症予防を目的とした量（目標量）とは区別して示す（tentative dietary goal for preventing life-style related diseases）

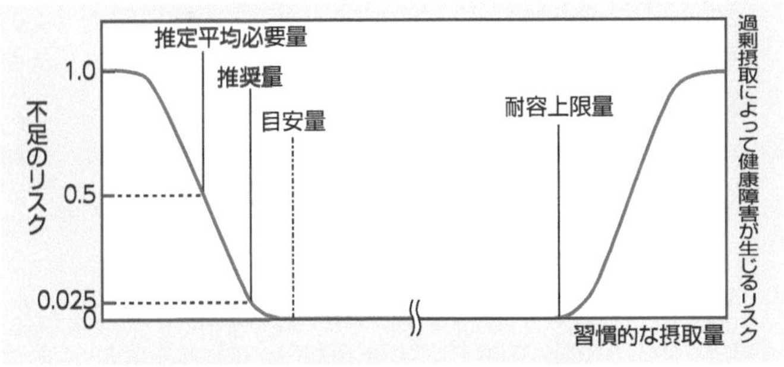

付図 1　食事摂取基準の各指標を理解するための概念図

3．参照体位，推定エネルギー必要量，基礎代謝量

付表 3　参照体位（参照身長，参照体重）*1

性　別	男　性		女　性*2	
年齢等	参照身長（cm）	参照体重（kg）	参照身長（cm）	参照体重（kg）
0～ 5（月）	61.5	6.3	60.1	5.9
6～11（月）	71.6	8.8	70.2	8.1
6～ 8（月）	69.8	8.4	68.3	7.8
9～11（月）	73.2	9.1	71.9	8.4
1～ 2（歳）	85.8	11.5	84.6	11.0
3～ 5（歳）	103.6	16.5	103.2	16.1
6～ 7（歳）	119.5	22.2	118.3	21.9
8～ 9（歳）	130.4	28.0	130.4	27.4
10～11（歳）	142.0	35.6	144.0	36.3
12～14（歳）	160.5	49.0	155.1	47.5
15～17（歳）	170.1	59.7	157.7	51.9
18～29（歳）	171.0	64.5	158.0	50.3
30～49（歳）	171.0	68.1	158.0	53.0
50～64（歳）	169.0	68.0	155.8	53.8
65～74（歳）	165.2	65.0	152.0	52.1
75 以上（歳）	160.8	59.6	148.0	48.8

＊1　0～17 歳は，日本小児内分泌学会・日本成長学会合同標準値委員会による小児の体格評価に用いる身長，体重の標準値を基に，年齢区分に応じて，当該月齢及び年齢区分の中央時点における中央値を引用した．ただし，公表数値が年齢区分と合致しない場合は，同様の方法で算出した値を用いた．18 歳以上は，平成 28 年国民健康・栄養調査における当該の性及び年齢区分における身長・体重の中央値を用いた．

＊2　妊婦，授乳婦を除く．

付表 4　推定エネルギー必要量（kcal/ 日）

性　別	男　性			女　性		
身体活動レベル*1	Ⅰ	Ⅱ	Ⅲ	Ⅰ	Ⅱ	Ⅲ
0～ 5（月）	—	550	—	—	500	—
6～ 8（月）	—	650	—	—	600	—
9～11（月）	—	700	—	—	650	—
1～ 2（歳）	—	950	—	—	900	—
3～ 5（歳）	—	1,300	—	—	1,250	—
6～ 7（歳）	1,350	1,550	1,750	1,250	1,450	1,650
8～ 9（歳）	1,600	1,850	2,100	1,500	1,700	1,900
10～11（歳）	1,950	2,250	2,500	1,850	2,100	2,350
12～14（歳）	2,300	2,600	2,900	2,150	2,400	2,700
15～17（歳）	2,500	2,800	3,150	2,050	2,300	2,550
18～29（歳）	2,300	2,650	3,050	1,700	2,000	2,300
30～49（歳）	2,300	2,700	3,050	1,750	2,050	2,350
50～64（歳）	2,200	2,600	2,950	1,650	1,950	2,250
65～74（歳）	2,050	2,400	2,750	1,550	1,850	2,100
75 以上（歳）*2	1,800	2,100	—	1,400	1,650	—
妊婦（付加量）*3 初期				+50	+50	+50
中期				+250	+250	+250
後期				+450	+450	+450
授乳婦（付加量）				+350	+350	+350

＊1　身体活動レベルは，低い，ふつう，高いの 3 つのレベルとして，それぞれⅠ，Ⅱ，Ⅲで示した．＊2　レベルⅡは自立している者，レベルⅠは自宅にいてほとんど外出しない者に相当する．レベルⅠは高齢者施設で自立に近い状態で過ごしている者にも適用できる値である．＊3　妊婦個々の体格や妊娠中の体重増加量及び胎児の発育状況の評価を行うことが必要である．注 1：活用に当たっては，食事摂取状況のアセスメント，体重及び BMI の把握を行い，エネルギーの過不足は体重の変化又は BMI を用いて評価すること．注 2：身体活動レベルⅠの場合，少ないエネルギー消費量に見合った少ないエネルギー摂取量を維持することになるため，健康の保持・増進の観点からは，身体活動量を増加させる必要がある．

付表 5　参照体重における基礎代謝量

性　別	男　性			女　性		
年齢（歳）	基礎代謝基準値（kcal/kg 体重 / 日）	参照体重（kg）	基礎代謝量（kcal/日）	基礎代謝基準値（kcal/kg 体重 / 日）	参照体重（kg）	基礎代謝量（kcal/日）
1 ～ 2	61.0	11.5	700	59.7	11.0	660
3 ～ 5	54.8	16.5	900	52.2	16.1	840
6 ～ 7	44.3	22.2	980	41.9	21.9	920
8 ～ 9	40.8	28.0	1,140	38.3	27.4	1,050
10 ～ 11	37.4	35.6	1,330	34.8	36.3	1,260
12 ～ 14	31.0	49.0	1,520	29.6	47.5	1,410
15 ～ 17	27.0	59.7	1,610	25.3	51.9	1,310
18 ～ 29	23.7	64.5	1,530	22.1	50.3	1,110
30 ～ 49	22.5	68.1	1,530	21.9	53.0	1,160
50 ～ 64	21.8	68.0	1,480	20.7	53.8	1,110
65 ～ 74	21.6	65.0	1,400	20.7	52.1	1,080
75 以上	21.5	59.6	1,280	20.7	48.8	1,010

4. 栄養素の食事摂取基準

たんぱく質の食事摂取基準（推定平均必要量，推奨量，目安量：g／日，目標量：%エネルギー）

性別	男性				女性			
年齢等	推定平均必要量	推奨量	目安量	目標量[1]	推定平均必要量	推奨量	目安量	目標量[1]
0～5（月）	—	—	10	—	—	—	10	—
6～8（月）	—	—	15	—	—	—	15	—
9～11（月）	—	—	25	—	—	—	25	—
1～2（歳）	15	20	—	13～20	15	20	—	13～20
3～5（歳）	20	25	—	13～20	20	25	—	13～20
6～7（歳）	25	30	—	13～20	25	30	—	13～20
8～9（歳）	30	40	—	13～20	30	40	—	13～20
10～11（歳）	40	45	—	13～20	40	50	—	13～20
12～14（歳）	50	60	—	13～20	45	55	—	13～20
15～17（歳）	50	65	—	13～20	45	55	—	13～20
18～29（歳）	50	65	—	13～20	40	50	—	13～20
30～49（歳）	50	65	—	13～20	40	50	—	13～20
50～64（歳）	50	65	—	14～20	40	50	—	14～20
65～74（歳）[2]	50	60	—	15～20	40	50	—	15～20
75以上（歳）[2]	50	60	—	15～20	40	50	—	15～20
妊婦（付加量）初期					+0	+0	—	—[3]
中期					+5	+5	—	—[3]
後期					+20	+25	—	—[4]
授乳婦（付加量）					+15	+20	—	—[4]

1　範囲に関しては，おおむねの値を示したものであり，弾力的に運用すること．2　65歳以上の高齢者について，フレイル予防を目的とした量を定めることは難しいが，身長・体重が参照体位に比べて小さい者や，特に75歳以上であって加齢に伴い身体活動量が大きく低下した者など，必要エネルギー摂取量が低い者では，下限が推奨量を下回る場合があり得る．この場合でも，下限は推奨量以上とすることが望ましい．3　妊婦（初期・中期）の目標量は，13～20%エネルギーとした．4　妊婦（後期）及び授乳婦の目標量は，15～20%エネルギーとした．

脂質の食事摂取基準（%エネルギー）

性別	男性		女性	
年齢等	目安量	目標量[1]	目安量	目標量[1]
0～5（月）	50	—	50	—
6～11（月）	40	—	40	—
1～2（歳）	—	20～30	—	20～30
3～5（歳）	—	20～30	—	20～30
6～7（歳）	—	20～30	—	20～30
8～9（歳）	—	20～30	—	20～30
10～11（歳）	—	20～30	—	20～30
12～14（歳）	—	20～30	—	20～30
15～17（歳）	—	20～30	—	20～30
18～29（歳）	—	20～30	—	20～30
30～49（歳）	—	20～30	—	20～30
50～64（歳）	—	20～30	—	20～30
65～74（歳）	—	20～30	—	20～30
75以上（歳）	—	20～30	—	20～30
妊婦			—	20～30
授乳婦			—	20～30

1　範囲に関しては，おおむねの値を示したものである．

飽和脂肪酸の食事摂取基準 (%エネルギー)[1,2]

性 別	男 性	女 性
年齢等	目標量	目標量
0～ 5(月)	—	—
6～11(月)	—	—
1～ 2(歳)	—	—
3～ 5(歳)	10以下	10以下
6～ 7(歳)	10以下	10以下
8～ 9(歳)	10以下	10以下
10～11(歳)	10以下	10以下
12～14(歳)	10以下	10以下
15～17(歳)	8以下	8以下
18～29(歳)	7以下	7以下
30～49(歳)	7以下	7以下
50～64(歳)	7以下	7以下
65～74(歳)	7以下	7以下
75以上(歳)	7以下	7以下
妊 婦		7以下
授乳婦		7以下

1 飽和脂肪酸と同じく，脂質異常症及び循環器疾患に関与する栄養素としてコレステロールがある．コレステロールに目標量は設定しないが，これは許容される摂取量に上限が存在しないことを保証するものではない．また，脂質異常症の重症化予防の目的からは，200 mg/日未満に留めることが望ましい．

2 飽和脂肪酸と同じく，冠動脈疾患に関与する栄養素としてトランス脂肪酸がある．日本人の大多数は，トランス脂肪酸に関する世界保健機関(WHO)の目標(1%エネルギー未満)を下回っており，トランス脂肪酸の摂取による健康への影響は，飽和脂肪酸の摂取によるものと比べて小さいと考えられる．ただし，脂質に偏った食事をしている者では，留意する必要がある．トランス脂肪酸は人体にとって不可欠な栄養素ではなく，健康の保持・増進を図る上で積極的な摂取は勧められないことから，その摂取量は1%エネルギー未満に留めることが望ましく，1%エネルギー未満でもできるだけ低く留めることが望ましい．

n-6系脂肪酸の食事摂取基準 (g/日)

性 別	男 性	女 性
年齢等	目安量	目安量
0～ 5(月)	4	4
6～11(月)	4	4
1～ 2(歳)	4	4
3～ 5(歳)	6	6
6～ 7(歳)	8	7
8～ 9(歳)	8	7
10～11(歳)	10	8
12～14(歳)	11	9
15～17(歳)	13	9
18～29(歳)	11	8
30～49(歳)	10	8
50～64(歳)	10	8
65～74(歳)	9	8
75以上(歳)	8	7
妊 婦		9
授乳婦		10

n-3系脂肪酸の食事摂取基準 (g/日)

性 別	男 性	女 性
年齢等	目安量	目安量
0～ 5(月)	0.9	0.9
6～11(月)	0.8	0.8
1～ 2(歳)	0.7	0.8
3～ 5(歳)	1.1	1.0
6～ 7(歳)	1.5	1.3
8～ 9(歳)	1.5	1.3
10～11(歳)	1.6	1.6
12～14(歳)	1.9	1.6
15～17(歳)	2.1	1.6
18～29(歳)	2.0	1.6
30～49(歳)	2.0	1.6
50～64(歳)	2.2	1.9
65～74(歳)	2.2	2.0
75以上(歳)	2.1	1.8
妊 婦		1.6
授乳婦		1.8

炭水化物の食事摂取基準（%エネルギー）

性別	男性	女性
年齢等	目標量[1,2]	目標量[1,2]
0～5（月）	—	—
6～11（月）	—	—
1～2（歳）	50～65	50～65
3～5（歳）	50～65	50～65
6～7（歳）	50～65	50～65
8～9（歳）	50～65	50～65
10～11（歳）	50～65	50～65
12～14（歳）	50～65	50～65
15～17（歳）	50～65	50～65
18～29（歳）	50～65	50～65
30～49（歳）	50～65	50～65
50～64（歳）	50～65	50～65
65～74（歳）	50～65	50～65
75以上（歳）	50～65	50～65
妊婦		50～65
授乳婦		50～65

1　範囲に関しては，おおむねの値を示したものである．
2　アルコールを含む．ただし，アルコールの摂取を勧めるものではない．

食物繊維の食事摂取基準（g/日）

性別	男性	女性
年齢等	目標量	目標量
0～5（月）	—	—
6～11（月）	—	—
1～2（歳）	—	—
3～5（歳）	8以上	8以上
6～7（歳）	10以上	10以上
8～9（歳）	11以上	11以上
10～11（歳）	13以上	13以上
12～14（歳）	17以上	17以上
15～17（歳）	19以上	18以上
18～29（歳）	21以上	18以上
30～49（歳）	21以上	18以上
50～64（歳）	21以上	18以上
65～74（歳）	20以上	17以上
75以上（歳）	20以上	17以上
妊婦		18以上
授乳婦		18以上

エネルギー産生栄養素バランス（%エネルギー）

性別	男性				女性			
年齢等	目標量[1,2]				目標量[1,2]			
	たんぱく質[3]	脂質[4]		炭水化物[5,6]	たんぱく質[3]	脂質[4]		炭水化物[5,6]
		脂質	飽和脂肪酸			脂質	飽和脂肪酸	
0～11（月）	—	—	—	—	—	—	—	—
1～2（歳）	13～20	20～30	—	50～65	13～20	20～30	—	50～65
3～5（歳）	13～20	20～30	10以下	50～65	13～20	20～30	10以下	50～65
6～7（歳）	13～20	20～30	10以下	50～65	13～20	20～30	10以下	50～65
8～9（歳）	13～20	20～30	10以下	50～65	13～20	20～30	10以下	50～65
10～11（歳）	13～20	20～30	10以下	50～65	13～20	20～30	10以下	50～65
12～14（歳）	13～20	20～30	10以下	50～65	13～20	20～30	10以下	50～65
15～17（歳）	13～20	20～30	8以下	50～65	13～20	20～30	8以下	50～65
18～29（歳）	13～20	20～30	7以下	50～65	13～20	20～30	7以下	50～65
30～49（歳）	13～20	20～30	7以下	50～65	13～20	20～30	7以下	50～65
50～64（歳）	14～20	20～30	7以下	50～65	14～20	20～30	7以下	50～65
65～74（歳）	15～20	20～30	7以下	50～65	15～20	20～30	7以下	50～65
75以上（歳）	15～20	20～30	7以下	50～65	15～20	20～30	7以下	50～65
妊婦 初期					13～20	20～30	7以下	50～65
中期					13～20			
後期					15～20			
授乳婦					15～20			

1　必要なエネルギー量を確保した上でのバランスとすること．2　範囲に関しては，おおむねの値を示したものであり，弾力的に運用すること．3　65歳以上の高齢者について，フレイル予防を目的とした量を定めることは難しいが，身長・体重が参照体位に比べて小さい者や，特に75歳以上であって加齢に伴い身体活動量が大きく低下した者など，必要エネルギー摂取量が低い者では，下限が推奨量を下回る場合があり得る．この場合でも，下限は推奨量以上とすることが望ましい．4　脂質については，その構成成分である飽和脂肪酸など，質への配慮を十分に行う必要がある．5　アルコールを含む．ただし，アルコールの摂取を勧めるものではない．6　食物繊維の目標量を十分に注意すること．

ビタミンAの食事摂取基準 (μgRAE/日)[1]

性　別	男　性				女　性			
年齢等	推定平均必要量[2]	推奨量[2]	目安量[3]	耐容上限量[3]	推定平均必要量[2]	推奨量[2]	目安量[3]	耐容上限量[3]
0～5(月)	—	—	300	600	—	—	300	600
6～11(月)	—	—	400	600	—	—	400	600
1～2(歳)	300	400	—	600	250	350	—	600
3～5(歳)	350	450	—	700	350	500	—	850
6～7(歳)	300	400	—	950	300	400	—	1,200
8～9(歳)	350	500	—	1,200	350	500	—	1,500
10～11(歳)	450	600	—	1,500	400	600	—	1,900
12～14(歳)	550	800	—	2,100	500	700	—	2,500
15～17(歳)	650	900	—	2,500	500	650	—	2,800
18～29(歳)	600	850	—	2,700	450	650	—	2,700
30～49(歳)	650	900	—	2,700	500	700	—	2,700
50～64(歳)	650	900	—	2,700	500	700	—	2,700
65～74(歳)	600	850	—	2,700	500	700	—	2,700
75以上(歳)	550	800	—	2,700	450	650	—	2,700
妊婦(付加量) 初期					+0	+0	—	—
中期					+0	+0	—	—
後期					+60	+80	—	—
授乳婦(付加量)					+300	+450	—	—

1 レチノール活性当量(μgRAE)＝レチノール(μg)＋β-カロテン(μg)×1/12＋α-カロテン(μg)×1/24＋β-クリプトキサンチン(μg)×1/24＋その他のプロビタミンAカロテノイド(μg)×1/24
2 プロビタミンAカロテノイドを含む.
3 プロビタミンAカロテノイドを含まない.

ビタミンDの食事摂取基準 (μg/日)[1]

性　別	男　性		女　性	
年齢等	目安量	耐容上限量	目安量	耐容上限量
0～5(月)	5.0	25	5.0	25
6～11(月)	5.0	25	5.0	25
1～2(歳)	3.0	20	3.5	20
3～5(歳)	3.5	30	4.0	30
6～7(歳)	4.5	30	5.0	30
8～9(歳)	5.0	40	6.0	40
10～11(歳)	6.5	60	8.0	60
12～14(歳)	8.0	80	9.5	80
15～17(歳)	9.0	90	8.5	90
18～29(歳)	8.5	100	8.5	100
30～49(歳)	8.5	100	8.5	100
50～64(歳)	8.5	100	8.5	100
65～74(歳)	8.5	100	8.5	100
75以上(歳)	8.5	100	8.5	100
妊婦			8.5	—
授乳婦			8.5	—

1 日照により皮膚でビタミンDが産生されることを踏まえ，フレイル予防を図る者はもとより，全年齢区分を通じて，日常生活において可能な範囲内での適度な日光浴を心掛けるとともに，ビタミンDの摂取については，日照時間を考慮に入れることが重要である.

ビタミンEの食事摂取基準（mg/日）[1]

性別	男性		女性	
年齢等	目安量	耐容上限量	目安量	耐容上限量
0～5（月）	3.0	—	3.0	—
6～11（月）	4.0	—	4.0	—
1～2（歳）	3.0	150	3.0	150
3～5（歳）	4.0	200	4.0	200
6～7（歳）	5.0	300	5.0	300
8～9（歳）	5.0	350	5.0	350
10～11（歳）	5.5	450	5.5	450
12～14（歳）	6.5	650	6.0	600
15～17（歳）	7.0	750	5.5	650
18～29（歳）	6.0	850	5.0	650
30～49（歳）	6.0	900	5.5	700
50～64（歳）	7.0	850	6.0	700
65～74（歳）	7.0	850	6.5	650
75以上（歳）	6.5	750	6.5	650
妊婦			6.5	—
授乳婦			7.0	—

1　α-トコフェロールについて算定した．α-トコフェロール以外のビタミンEは含んでいない．

ビタミンKの食事摂取基準（μg/日）

性別	男性	女性
年齢等	目安量	目安量
0～5（月）	4	4
6～11（月）	7	7
1～2（歳）	50	60
3～5（歳）	60	70
6～7（歳）	80	90
8～9（歳）	90	110
10～11（歳）	110	140
12～14（歳）	140	170
15～17（歳）	160	150
18～29（歳）	150	150
30～49（歳）	150	150
50～64（歳）	150	150
65～74（歳）	150	150
75以上（歳）	150	150
妊婦		150
授乳婦		150

ビタミンB_1の食事摂取基準（mg/日）[1,2]

性別	男性			女性		
年齢等	推定平均必要量	推奨量	目安量	推定平均必要量	推奨量	目安量
0～5（月）	—	—	0.1	—	—	0.1
6～11（月）	—	—	0.2	—	—	0.2
1～2（歳）	0.4	0.5	—	0.4	0.5	—
3～5（歳）	0.6	0.7	—	0.6	0.7	—
6～7（歳）	0.7	0.8	—	0.7	0.8	—
8～9（歳）	0.8	1.0	—	0.8	0.9	—
10～11（歳）	1.0	1.2	—	0.9	1.1	—
12～14（歳）	1.2	1.4	—	1.1	1.3	—
15～17（歳）	1.3	1.5	—	1.0	1.2	—
18～29（歳）	1.2	1.4	—	0.9	1.1	—
30～49（歳）	1.2	1.4	—	0.9	1.1	—
50～64（歳）	1.1	1.3	—	0.9	1.1	—
65～74（歳）	1.1	1.3	—	0.9	1.1	—
75以上（歳）	1.0	1.2	—	0.8	0.9	—
妊婦（付加量）				+0.2	+0.2	—
授乳婦（付加量）				+0.2	+0.2	—

1　チアミン塩化物塩酸塩（分子量＝337.3）の重量として示した．
2　身体活動レベルⅡの推定エネルギー必要量を用いて算定した．
特記事項：推定平均必要量は，ビタミンB_1の欠乏症である脚気を予防するに足る最小必要量からではなく，尿中にビタミンB_1の排泄量が増大し始める摂取量（体内飽和量）から算定．

ビタミン B_2 の食事摂取基準

(mg/日)[1]

性　別	男　性			女　性		
年齢等	推定平均必要量	推奨量	目安量	推定平均必要量	推奨量	目安量
0～ 5(月)	—	—	0.3	—	—	0.3
6～11(月)	—	—	0.4	—	—	0.4
1～ 2(歳)	0.5	0.6	—	0.5	0.5	—
3～ 5(歳)	0.7	0.8	—	0.6	0.8	—
6～ 7(歳)	0.8	0.9	—	0.7	0.9	—
8～ 9(歳)	0.9	1.1	—	0.9	1.0	—
10～11(歳)	1.1	1.4	—	1.0	1.3	—
12～14(歳)	1.3	1.6	—	1.2	1.4	—
15～17(歳)	1.4	1.7	—	1.2	1.4	—
18～29(歳)	1.3	1.6	—	1.0	1.2	—
30～49(歳)	1.3	1.6	—	1.0	1.2	—
50～64(歳)	1.2	1.5	—	1.0	1.2	—
65～74(歳)	1.2	1.5	—	1.0	1.2	—
75以上(歳)	1.1	1.3	—	0.9	1.0	—
妊　婦(付加量)				+0.2	+0.3	—
授乳婦(付加量)				+0.5	+0.6	—

1　身体活動レベルⅡの推定エネルギー必要量を用いて算定した．

特記事項：推定平均必要量は，ビタミン B_2 の欠乏症である口唇炎，口角炎，舌炎などの皮膚炎を予防するに足る最小必要量からではなく，尿中にビタミン B_2 の排泄量が増大し始める摂取量（体内飽和量）から算定．

ナイアシンの食事摂取基準

(mgNE/日)[1,2]

性　別	男　性				女　性			
年齢等	推定平均必要量	推奨量	目安量	耐容上限量[3]	推定平均必要量	推奨量	目安量	耐容上限量[3]
0～ 5(月)[4]	—	—	2	—	—	—	2	—
6～11(月)	—	—	3	—	—	—	3	—
1～ 2(歳)	5	6	—	60(15)	4	5	—	60(15)
3～ 5(歳)	6	8	—	80(20)	6	7	—	80(20)
6～ 7(歳)	7	9	—	100(30)	7	8	—	100(30)
8～ 9(歳)	9	11	—	150(35)	8	10	—	150(35)
10～11(歳)	11	13	—	200(45)	10	10	—	150(45)
12～14(歳)	12	15	—	250(60)	12	14	—	250(60)
15～17(歳)	14	17	—	300(70)	11	13	—	250(65)
18～29(歳)	13	15	—	300(80)	9	11	—	250(65)
30～49(歳)	13	15	—	350(85)	10	12	—	250(65)
50～64(歳)	12	14	—	350(85)	9	11	—	250(65)
65～74(歳)	12	14	—	300(80)	9	11	—	250(65)
75以上(歳)	11	13	—	300(75)	9	10	—	250(60)
妊　婦(付加量)					+0	+0	—	—
授乳婦(付加量)					+3	+3	—	—

1　ナイアシン当量(NE)＝ナイアシン＋1/60トリプトファンで示した．
2　身体活動レベルⅡの推定エネルギー必要量を用いて算定した．
3　ニコチンアミドの重量(mg/日)，(　)内はニコチン酸の重量(mg/日)．
4　単位はmg/日．

ビタミン B_6 の食事摂取基準 (mg/日)[1]

性　別	男　性				女　性			
年齢等	推定平均必要量	推奨量	目安量	耐容上限量[2]	推定平均必要量	推奨量	目安量	耐容上限量[2]
0～ 5(月)	—	—	0.2	—	—	—	0.2	—
6～11(月)	—	—	0.3	—	—	—	0.3	—
1～ 2(歳)	0.4	0.5	—	10	0.4	0.5	—	10
3～ 5(歳)	0.5	0.6	—	15	0.5	0.6	—	15
6～ 7(歳)	0.7	0.8	—	20	0.6	0.7	—	20
8～ 9(歳)	0.8	0.9	—	25	0.8	0.9	—	25
10～11(歳)	1.0	1.1	—	30	1.0	1.1	—	30
12～14(歳)	1.2	1.4	—	40	1.0	1.3	—	40
15～17(歳)	1.2	1.5	—	50	1.0	1.3	—	45
18～29(歳)	1.1	1.4	—	55	1.0	1.1	—	45
30～49(歳)	1.1	1.4	—	60	1.0	1.1	—	45
50～64(歳)	1.1	1.4	—	55	1.0	1.1	—	45
65～74(歳)	1.1	1.4	—	50	1.0	1.1	—	40
75以上(歳)	1.1	1.4	—	50	1.0	1.1	—	40
妊　婦(付加量)					+0.2	+0.2	—	—
授乳婦(付加量)					+0.3	+0.3	—	—

1　たんぱく質の推奨量を用いて算定した(妊婦・授乳婦の付加量は除く).
2　ピリドキシン(分子量＝169.2)の重量として示した.

ビタミン B_{12} の食事摂取基準 (μg/日)[1]

性　別	男　性			女　性		
年齢等	推定平均必要量	推奨量	目安量	推定平均必要量	推奨量	目安量
0～ 5(月)	—	—	0.4	—	—	0.4
6～11(月)	—	—	0.5	—	—	0.5
1～ 2(歳)	0.8	0.9	—	0.8	0.9	—
3～ 5(歳)	0.9	1.1	—	0.9	1.1	—
6～ 7(歳)	1.1	1.3	—	1.1	1.3	—
8～ 9(歳)	1.3	1.6	—	1.3	1.6	—
10～11(歳)	1.6	1.9	—	1.6	1.9	—
12～14(歳)	2.0	2.4	—	2.0	2.4	—
15～17(歳)	2.0	2.4	—	2.0	2.4	—
18～29(歳)	2.0	2.4	—	2.0	2.4	—
30～49(歳)	2.0	2.4	—	2.0	2.4	—
50～64(歳)	2.0	2.4	—	2.0	2.4	—
65～74(歳)	2.0	2.4	—	2.0	2.4	—
75以上(歳)	2.0	2.4	—	2.0	2.4	—
妊　婦(付加量)				+0.3	+0.4	—
授乳婦(付加量)				+0.7	+0.8	—

1　シアノコバラミン(分子量＝1,355.37)の重量として示した.

葉酸の食事摂取基準 (μg/日)[1]

性　別	男　性				女　性			
年齢等	推定平均必要量	推奨量	目安量	耐容上限量[2]	推定平均必要量	推奨量	目安量	耐容上限量[2]
0～ 5(月)	—	—	40	—	—	—	40	—
6～11(月)	—	—	60	—	—	—	60	—
1～ 2(歳)	80	90	—	200	90	90	—	200
3～ 5(歳)	90	110	—	300	90	110	—	300
6～ 7(歳)	110	140	—	400	110	140	—	400
8～ 9(歳)	130	160	—	500	130	160	—	500
10～11(歳)	160	190	—	700	160	190	—	700
12～14(歳)	200	240	—	900	200	240	—	900
15～17(歳)	220	240	—	900	200	240	—	900
18～29(歳)	200	240	—	900	200	240	—	900
30～49(歳)	200	240	—	1,000	200	240	—	1,000
50～64(歳)	200	240	—	1,000	200	240	—	1,000
65～74(歳)	200	240	—	900	200	240	—	900
75以上(歳)	200	240	—	900	200	240	—	900
妊 婦(付加量)[3,4]					+200	+240	—	—
授乳婦(付加量)					+80	+100	—	—

1　プテロイルモノグルタミン酸(分子量＝441.40)の重量として示した.
2　通常の食品以外の食品に含まれる葉酸(狭義の葉酸)に適用する.
3　妊娠を計画している女性, 妊娠の可能性がある女性及び妊娠初期の妊婦は, 胎児の神経管閉鎖障害のリスク低減のために, 通常の食品以外の食品に含まれる葉酸(狭義の葉酸)を400 μg/日摂取することが望まれる.
4　付加量は, 中期及び後期にのみ設定した.

パントテン酸の食事摂取基準 (mg/日)

性　別	男　性	女　性
年齢等	目安量	目安量
0～ 5(月)	4	4
6～11(月)	5	5
1～ 2(歳)	3	4
3～ 5(歳)	4	4
6～ 7(歳)	5	5
8～ 9(歳)	6	5
10～11(歳)	6	6
12～14(歳)	7	6
15～17(歳)	7	6
18～29(歳)	5	5
30～49(歳)	5	5
50～64(歳)	6	5
65～74(歳)	6	5
75以上(歳)	6	5
妊　婦		5
授乳婦		6

ビオチンの食事摂取基準 (μg/日)

性　別	男　性	女　性
年齢等	目安量	目安量
0～ 5(月)	4	4
6～11(月)	5	5
1～ 2(歳)	20	20
3～ 5(歳)	20	20
6～ 7(歳)	30	30
8～ 9(歳)	30	30
10～11(歳)	40	40
12～14(歳)	50	50
15～17(歳)	50	50
18～29(歳)	50	50
30～49(歳)	50	50
50～64(歳)	50	50
65～74(歳)	50	50
75以上(歳)	50	50
妊　婦		50
授乳婦		50

ビタミンCの食事摂取基準 (mg/日)[1]

性別	男性			女性		
年齢等	推定平均必要量	推奨量	目安量	推定平均必要量	推奨量	目安量
0～5(月)	—	—	40	—	—	40
6～11(月)	—	—	40	—	—	40
1～2(歳)	35	40	—	35	40	—
3～5(歳)	40	50	—	40	50	—
6～7(歳)	50	60	—	50	60	—
8～9(歳)	60	70	—	60	70	—
10～11(歳)	70	85	—	70	85	—
12～14(歳)	85	100	—	85	100	—
15～17(歳)	85	100	—	85	100	—
18～29(歳)	85	100	—	85	100	—
30～49(歳)	85	100	—	85	100	—
50～64(歳)	85	100	—	85	100	—
65～74(歳)	80	100	—	80	100	—
75以上(歳)	80	100	—	80	100	—
妊婦(付加量)				+10	+10	—
授乳婦(付加量)				+40	+45	—

1　L-アスコルビン酸(分子量＝176.12)の重量で示した．

特記事項：推定平均必要量は，ビタミンCの欠乏症である壊血病を予防するに足る最小量からではなく，心臓血管系の疾病予防効果及び抗酸化作用の観点から算定．

ナトリウムの食事摂取基準 (mg/日，( )は食塩相当量［g/日］)[1]

性別	男性			女性		
年齢等	推定平均必要量	目安量	目標量	推定平均必要量	目安量	目標量
0～5(月)	—	100(0.3)	—	—	100(0.3)	—
6～11(月)	—	600(1.5)	—	—	600(1.5)	—
1～2(歳)	—	—	(3.0未満)	—	—	(3.0未満)
3～5(歳)	—	—	(3.5未満)	—	—	(3.5未満)
6～7(歳)	—	—	(4.5未満)	—	—	(4.5未満)
8～9(歳)	—	—	(5.0未満)	—	—	(5.0未満)
10～11(歳)	—	—	(6.0未満)	—	—	(6.0未満)
12～14(歳)	—	—	(7.0未満)	—	—	(6.5未満)
15～17(歳)	—	—	(7.5未満)	—	—	(6.5未満)
18～29(歳)	600(1.5)	—	(7.5未満)	600(1.5)	—	(6.5未満)
30～49(歳)	600(1.5)	—	(7.5未満)	600(1.5)	—	(6.5未満)
50～64(歳)	600(1.5)	—	(7.5未満)	600(1.5)	—	(6.5未満)
65～74(歳)	600(1.5)	—	(7.5未満)	600(1.5)	—	(6.5未満)
75以上(歳)	600(1.5)	—	(7.5未満)	600(1.5)	—	(6.5未満)
妊婦				600(1.5)	—	(6.5未満)
授乳婦				600(1.5)	—	(6.5未満)

1　高血圧及び慢性腎臓病(CKD)の重症化予防のための食塩相当量は，成人の男女とも6.0 g/日未満とした．

カリウムの食事摂取基準

(mg/日)

性　別	男　性		女　性	
年齢等	目安量	目標量	目安量	目標量
0～ 5(月)	400	—	400	—
6～11(月)	700	—	700	—
1～ 2(歳)	900	—	900	—
3～ 5(歳)	1,000	1,400 以上	1,000	1,400 以上
6～ 7(歳)	1,300	1,800 以上	1,200	1,800 以上
8～ 9(歳)	1,500	2,000 以上	1,500	2,000 以上
10～11(歳)	1,800	2,200 以上	1,800	2,000 以上
12～14(歳)	2,300	2,400 以上	1,900	2,400 以上
15～17(歳)	2,700	3,000 以上	2,000	2,600 以上
18～29(歳)	2,500	3,000 以上	2,000	2,600 以上
30～49(歳)	2,500	3,000 以上	2,000	2,600 以上
50～64(歳)	2,500	3,000 以上	2,000	2,600 以上
65～74(歳)	2,500	3,000 以上	2,000	2,600 以上
75 以上(歳)	2,500	3,000 以上	2,000	2,600 以上
妊　婦			2,000	2,600 以上
授乳婦			2,200	2,600 以上

カルシウムの食事摂取基準

(mg/日)

性　別	男　性				女　性			
年齢等	推定平均必要量	推奨量	目安量	耐容上限量	推定平均必要量	推奨量	目安量	耐容上限量
0～ 5(月)	—	—	200	—	—	—	200	—
6～11(月)	—	—	250	—	—	—	250	—
1～ 2(歳)	350	450	—	—	350	400	—	—
3～ 5(歳)	500	600	—	—	450	550	—	—
6～ 7(歳)	500	600	—	—	450	550	—	—
8～ 9(歳)	550	650	—	—	600	750	—	—
10～11(歳)	600	700	—	—	600	750	—	—
12～14(歳)	850	1,000	—	—	700	800	—	—
15～17(歳)	650	800	—	—	550	650	—	—
18～29(歳)	650	800	—	2,500	550	650	—	2,500
30～49(歳)	600	750	—	2,500	550	650	—	2,500
50～64(歳)	600	750	—	2,500	550	650	—	2,500
65～74(歳)	600	750	—	2,500	550	650	—	2,500
75 以上(歳)	600	700	—	2,500	500	600	—	2,500
妊　婦(付加量)					+0	+0	—	—
授乳婦(付加量)					+0	+0	—	—

マグネシウムの食事摂取基準

（mg/日）

性別	男性				女性			
年齢等	推定平均必要量	推奨量	目安量	耐容上限量[1]	推定平均必要量	推奨量	目安量	耐容上限量[1]
0～5（月）	—	—	20	—	—	—	20	—
6～11（月）	—	—	60	—	—	—	60	—
1～2（歳）	60	70	—	—	60	70	—	—
3～5（歳）	80	100	—	—	80	100	—	—
6～7（歳）	110	130	—	—	110	130	—	—
8～9（歳）	140	170	—	—	140	160	—	—
10～11（歳）	180	210	—	—	180	220	—	—
12～14（歳）	250	290	—	—	240	290	—	—
15～17（歳）	300	360	—	—	260	310	—	—
18～29（歳）	280	340	—	—	230	270	—	—
30～49（歳）	310	370	—	—	240	290	—	—
50～64（歳）	310	370	—	—	240	290	—	—
65～74（歳）	290	350	—	—	230	280	—	—
75以上（歳）	270	320	—	—	220	260	—	—
妊婦（付加量）					+30	+40	—	—
授乳婦（付加量）					+0	+0	—	—

1　通常の食品以外からの摂取量の耐容上限量は，成人の場合350 mg/日，小児では5 mg/kg体重/日とした．それ以外の通常の食品からの摂取の場合，耐容上限量は設定しない．

リンの食事摂取基準

（mg/日）

性別	男性		女性	
年齢等	目安量	耐容上限量	目安量	耐容上限量
0～5（月）	120	—	120	—
6～11（月）	260	—	260	—
1～2（歳）	500	—	500	—
3～5（歳）	700	—	700	—
6～7（歳）	900	—	800	—
8～9（歳）	1,000	—	1,000	—
10～11（歳）	1,100	—	1,000	—
12～14（歳）	1,200	—	1,000	—
15～17（歳）	1,200	—	900	—
18～29（歳）	1,000	3,000	800	3,000
30～49（歳）	1,000	3,000	800	3,000
50～64（歳）	1,000	3,000	800	3,000
65～74（歳）	1,000	3,000	800	3,000
75以上（歳）	1,000	3,000	800	3,000
妊婦			800	—
授乳婦			800	—

鉄の食事摂取基準

(mg/日)

性 別	男 性				女 性					
					月経なし		月経あり			
年齢等	推定平均必要量	推奨量	目安量	耐容上限量	推定平均必要量	推奨量	推定平均必要量	推奨量	目安量	耐容上限量
0～ 5(月)	—	—	0.5	—	—	—	—	—	0.5	—
6～11(月)	3.5	5.0	—	—	3.5	4.5	—	—	—	—
1～ 2(歳)	3.0	4.5	—	25	3.0	4.5	—	—	—	20
3～ 5(歳)	4.0	5.5	—	25	4.0	5.5	—	—	—	25
6～ 7(歳)	5.0	5.5	—	30	4.5	5.5	—	—	—	30
8～ 9(歳)	6.0	7.0	—	35	6.0	7.5	—	—	—	35
10～11(歳)	7.0	8.5	—	35	7.0	8.5	10.0	12.0	—	35
12～14(歳)	8.0	10.0	—	40	7.0	8.5	10.0	12.0	—	40
15～17(歳)	8.0	10.0	—	50	5.5	7.0	8.5	10.5	—	40
18～29(歳)	6.5	7.5	—	50	5.5	6.5	8.5	10.5	—	40
30～49(歳)	6.5	7.5	—	50	5.5	6.5	9.0	10.5	—	40
50～64(歳)	6.5	7.5	—	50	5.5	6.5	9.0	11.0	—	40
65～74(歳)	6.0	7.5	—	50	5.0	6.0	—	—	—	40
75以上(歳)	6.0	7.0	—	50	5.0	6.0	—	—	—	40
妊 婦(付加量)										
初期					+2.0	+2.5	—	—	—	—
中期・後期					+8.0	+9.5	—	—	—	—
授乳婦(付加量)					+2.0	+2.5	—	—	—	—

亜鉛の食事摂取基準

(mg/日)

性 別	男 性				女 性			
年齢等	推定平均必要量	推奨量	目安量	耐容上限量	推定平均必要量	推奨量	目安量	耐容上限量
0～ 5(月)	—	—	2	—	—	—	2	—
6～11(月)	—	—	3	—	—	—	3	—
1～ 2(歳)	3	3	—	—	2	3	—	—
3～ 5(歳)	3	4	—	—	3	3	—	—
6～ 7(歳)	4	5	—	—	3	4	—	—
8～ 9(歳)	5	6	—	—	4	5	—	—
10～11(歳)	6	7	—	—	5	6	—	—
12～14(歳)	9	10	—	—	7	8	—	—
15～17(歳)	10	12	—	—	7	8	—	—
18～29(歳)	9	11	—	40	7	8	—	35
30～49(歳)	9	11	—	45	7	8	—	35
50～64(歳)	9	11	—	45	7	8	—	35
65～74(歳)	9	11	—	40	7	8	—	35
75以上(歳)	9	10	—	40	6	8	—	30
妊 婦(付加量)					+1	+2	—	—
授乳婦(付加量)					+3	+4	—	—

銅の食事摂取基準

（mg/日）

性別	男性				女性			
年齢等	推定平均必要量	推奨量	目安量	耐容上限量	推定平均必要量	推奨量	目安量	耐容上限量
0～5（月）	—	—	0.3	—	—	—	0.3	—
6～11（月）	—	—	0.3	—	—	—	0.3	—
1～2（歳）	0.3	0.3	—	—	0.2	0.3	—	—
3～5（歳）	0.3	0.4	—	—	0.3	0.3	—	—
6～7（歳）	0.4	0.4	—	—	0.4	0.4	—	—
8～9（歳）	0.4	0.5	—	—	0.4	0.5	—	—
10～11（歳）	0.5	0.6	—	—	0.5	0.6	—	—
12～14（歳）	0.7	0.8	—	—	0.6	0.8	—	—
15～17（歳）	0.8	0.9	—	—	0.6	0.7	—	—
18～29（歳）	0.7	0.9	—	7	0.6	0.7	—	7
30～49（歳）	0.7	0.9	—	7	0.6	0.7	—	7
50～64（歳）	0.7	0.9	—	7	0.6	0.7	—	7
65～74（歳）	0.7	0.9	—	7	0.6	0.7	—	7
75以上（歳）	0.7	0.8	—	7	0.6	0.7	—	7
妊婦（付加量）					+0.1	+0.1	—	—
授乳婦（付加量）					+0.5	+0.6	—	—

マンガンの食事摂取基準

（mg/日）

性別	男性		女性	
年齢等	目安量	耐容上限量	目安量	耐容上限量
0～5（月）	0.01	—	0.01	—
6～11（月）	0.5	—	0.5	—
1～2（歳）	1.5	—	1.5	—
3～5（歳）	1.5	—	1.5	—
6～7（歳）	2.0	—	2.0	—
8～9（歳）	2.5	—	2.5	—
10～11（歳）	3.0	—	3.0	—
12～14（歳）	4.0	—	4.0	—
15～17（歳）	4.5	—	3.5	—
18～29（歳）	4.0	11	3.5	11
30～49（歳）	4.0	11	3.5	11
50～64（歳）	4.0	11	3.5	11
65～74（歳）	4.0	11	3.5	11
75以上（歳）	4.0	11	3.5	11
妊婦			3.5	—
授乳婦			3.5	—

ヨウ素の食事摂取基準

（μg/日）

性 別	男 性				女 性			
年齢等	推定平均必要量	推奨量	目安量	耐容上限量	推定平均必要量	推奨量	目安量	耐容上限量
0～5（月）	—	—	100	250	—	—	100	250
6～11（月）	—	—	130	250	—	—	130	250
1～2（歳）	35	50	—	300	35	50	—	300
3～5（歳）	45	60	—	400	45	60	—	400
6～7（歳）	55	75	—	550	55	75	—	550
8～9（歳）	65	90	—	700	65	90	—	700
10～11（歳）	80	110	—	900	80	110	—	900
12～14（歳）	95	140	—	2,000	95	140	—	2,000
15～17（歳）	100	140	—	3,000	100	140	—	3,000
18～29（歳）	95	130	—	3,000	95	130	—	3,000
30～49（歳）	95	130	—	3,000	95	130	—	3,000
50～64（歳）	95	130	—	3,000	95	130	—	3,000
65～74（歳）	95	130	—	3,000	95	130	—	3,000
75以上（歳）	95	130	—	3,000	95	130	—	3,000
妊 婦（付加量）					+75	+110	—	—[1]
授乳婦（付加量）					+100	+140	—	—[1]

1 妊婦及び授乳婦の耐容上限量は，2,000 μg/日とした．

セレンの食事摂取基準

（μg/日）

性 別	男 性				女 性			
年齢等	推定平均必要量	推奨量	目安量	耐容上限量	推定平均必要量	推奨量	目安量	耐容上限量
0～5（月）	—	—	15	—	—	—	15	—
6～11（月）	—	—	15	—	—	—	15	—
1～2（歳）	10	10	—	100	10	10	—	100
3～5（歳）	10	15	—	100	10	10	—	100
6～7（歳）	15	15	—	150	15	15	—	150
8～9（歳）	15	20	—	200	15	20	—	200
10～11（歳）	20	25	—	250	20	25	—	250
12～14（歳）	25	30	—	350	25	30	—	300
15～17（歳）	30	35	—	400	20	25	—	350
18～29（歳）	25	30	—	450	20	25	—	350
30～49（歳）	25	30	—	450	20	25	—	350
50～64（歳）	25	30	—	450	20	25	—	350
65～74（歳）	25	30	—	450	20	25	—	350
75以上（歳）	25	30	—	400	20	25	—	350
妊 婦（付加量）					+5	+5	—	—
授乳婦（付加量）					+15	+20	—	—

クロムの食事摂取基準

(μg/日)

性別	男性		女性	
年齢等	目安量	耐容上限量	目安量	耐容上限量
0～5(月)	0.8	—	0.8	—
6～11(月)	1.0	—	1.0	—
1～2(歳)	—	—	—	—
3～5(歳)	—	—	—	—
6～7(歳)	—	—	—	—
8～9(歳)	—	—	—	—
10～11(歳)	—	—	—	—
12～14(歳)	—	—	—	—
15～17(歳)	—	—	—	—
18～29(歳)	10	500	10	500
30～49(歳)	10	500	10	500
50～64(歳)	10	500	10	500
65～74(歳)	10	500	10	500
75以上(歳)	10	500	10	500
妊婦			10	—
授乳婦			10	—

モリブデンの食事摂取基準

(μg/日)

性別	男性				女性			
年齢等	推定平均必要量	推奨量	目安量	耐容上限量	推定平均必要量	推奨量	目安量	耐容上限量
0～5(月)	—	—	2	—	—	—	2	—
6～11(月)	—	—	5	—	—	—	5	—
1～2(歳)	10	10	—	—	10	10	—	—
3～5(歳)	10	10	—	—	10	10	—	—
6～7(歳)	10	15	—	—	10	15	—	—
8～9(歳)	15	20	—	—	15	15	—	—
10～11(歳)	15	20	—	—	15	20	—	—
12～14(歳)	20	25	—	—	20	25	—	—
15～17(歳)	25	30	—	—	20	25	—	—
18～29(歳)	20	30	—	600	20	25	—	500
30～49(歳)	25	30	—	600	20	25	—	500
50～64(歳)	25	30	—	600	20	25	—	500
65～74(歳)	20	30	—	600	20	25	—	500
75以上(歳)	20	25	—	600	20	25	—	500
妊婦(付加量)					+0	+0	—	—
授乳婦(付加量)					+3	+3	—	—

参考書

- 日本人の食事摂取基準(2020年版)　厚生労働省, 2020
- 日本食品成分表 2015年版(七訂)　全国官報販売協同組合, 2015
- 日本食品標準成分表2020年版(八訂)　全国官報販売協同組合, 2021
- 栄養・食糧学用語辞典(第2版)　日本栄養・食糧学会編, 建帛社, 2015
- 栄養科学の歴史　安本教傳ほか著, 講談社, 2013
- 基礎栄養学第4版　木戸康博ほか編, 講談社, 2020
- 最新栄養学(第10版)　木村修一ほか翻訳監修, 建帛社, 2014
- タンパク質・アミノ酸の必要量　WHO/FAO/UNU合同専門協議会報告　日本アミノ酸学会翻訳小委員会ほか訳, 医歯薬出版, 2009

新・栄養学総論 第2版 索引

か

た

な

は

ま

や

ら

編者紹介

友竹《ともたけ》　浩之《ひろゆき》

1992年　徳島大学医学部栄養学科卒業
1994年　徳島大学大学院栄養学研究科博士前期課程修了
現　在　飯田短期大学生活科学学科　教授

桑《くわ》波《は》田《た》雅士《まさし》

1993年　徳島大学医学部栄養学科卒業
1998年　徳島大学大学院栄養学研究科博士後期課程修了
現　在　京都府立大学大学院生命環境科学研究科　教授

NDC 590　174p　26cm

栄養《えいよう》科学《かがく》シリーズ NEXT

新《しん》・栄養学総論《えいようがくそうろん》 第《だい》2版《はん》

2020年3月17日　第1刷発行
2024年2月2日　第6刷発行

編　者　友竹浩之《ともたけひろゆき》・桑《くわ》波《は》田《た》雅士《まさし》
発行者　森田浩章
発行所　株式会社　講談社
〒112-8001　東京都文京区音羽 2-12-21
販売　(03)5395-4415
業務　(03)5395-3615
KODANSHA
編　集　株式会社　講談社サイエンティフィク
代表　堀越俊一
〒162-0825　東京都新宿区神楽坂 2-14　ノービィビル
編集　(03)3235-3701
本文データ制作 カバー印刷　半七写真印刷工業株式会社
本文・表紙印刷 製本　株式会社ＫＰＳプロダクツ

落丁本・乱丁本は，購入書店名を明記のうえ，講談社業務宛にお送りください．送料小社負担にてお取り替えします．なお，この本の内容についてのお問い合わせは講談社サイエンティフィク宛にお願いいたします．
定価はカバーに表示してあります．

Printed in Japan
ISBN978-4-06-518096-9